Texte: Dr. Matthias Riedl / Anna Cavelius / Viola Lex

20%
Verhalten
ändern

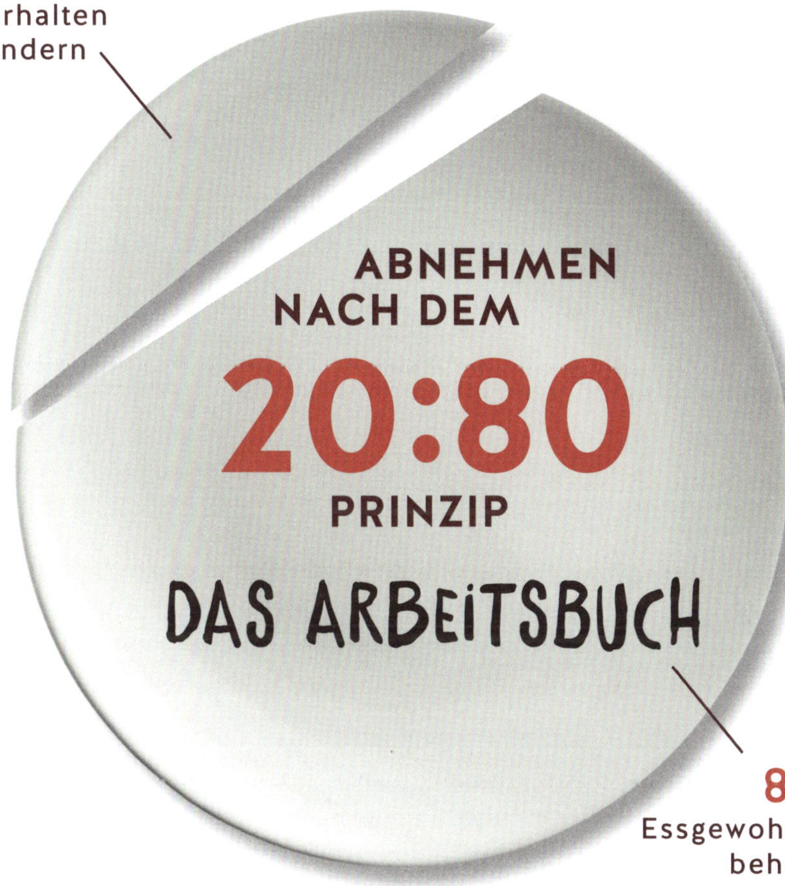

ABNEHMEN NACH DEM 20:80 PRINZIP

DAS ARBEITSBUCH

80%
Essgewohnheiten
behalten

Vorwort 5

DAS PRINZIP 6

Mit dem 20:80-Prinzip zum Wohlfühlgewicht 8
Abnehmen mit dem Arbeitsbuch – so funktioniert's 10
Mein Selbst-Check 12
Die Figur-Fakten 14
Bestandsaufnahme 15
Meine Wunschliste 16
Welcher Esstyp bin ich? 18
Der Esstypen-Test 19
- Der Esspraktiker 20
- Der Feinschmecker 22
- Der Natürlich-Esser 24
- Der Kaloriensparer 26
- Der Gewohnheitsesser 28

Das motiviert mich 30
Das Ernährungstagebuch 32
Ernährungstagebuch Tag 1 – Tag 7 33
Das Tellerprinzip 40
Der perfekte Teller 41

FOOD-WISSEN 42

Sattmacher Eiweiß 44
Der praktische Eiweiß-Guide 45
Healthy-Food-Hacks – Tipps und Tricks 46
Best of Low Carb 48
Mit Fett gegen das Fett 50
Tauschtabelle 51
Veggie-Wissen – für die fleischlose Küche 52
Wasser marsch! 54
Meine neue Trink-Routine 55
Mein Wochenplan 56
Rezepte
- Frühstück 58
- Salate & Snacks 64
- Hauptgerichte 74

DER AKTIONSPLAN 82

Meine gesammelten Maßnahmen 84
Basics für Ihren Aktionsplan 86
Mein Aktionsplan 88
Meine Food-Highlights 90
Expresskochen – gute Planung ist alles 92
Nobody is perfect 94
Fit durch Bewegung 96
Mensch, beweg dich! 97
Mein Mini-Workout 98
Schlank dank Schlaf 100
Mein Schlaftagebuch 101
Endlich entspannt 102
Mein Relax-Guide 103

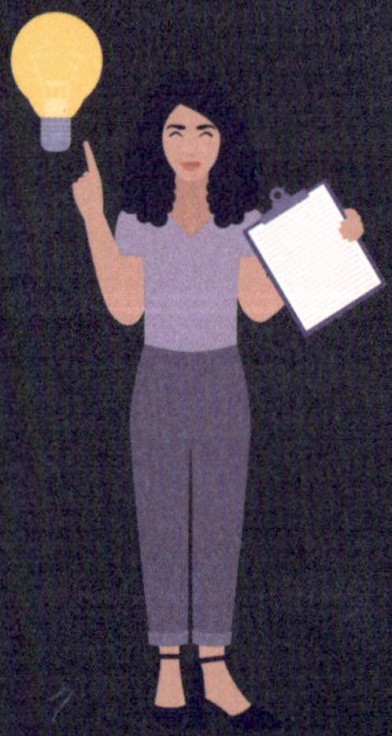

MEINE ERFOLGE 104

Mein Resümee 106

SERVICE

Literatur & Adressen 108
Sachregister 109
Rezeptregister 110
Impressum 112

Blaue Seiten sind Mitmachseiten – hier können Sie selbst ankreuzen, ausfüllen, erarbeiten usw.

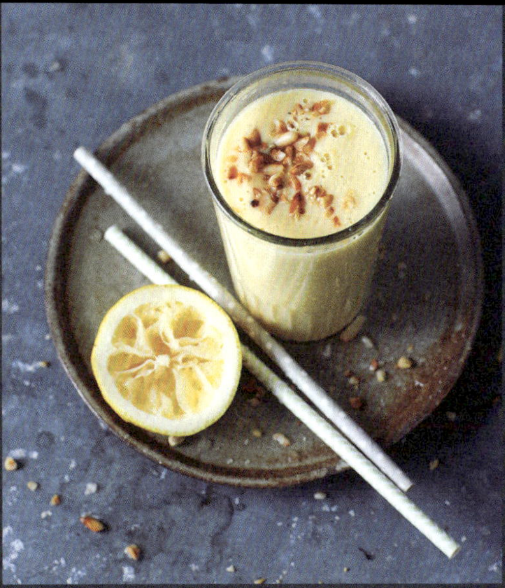

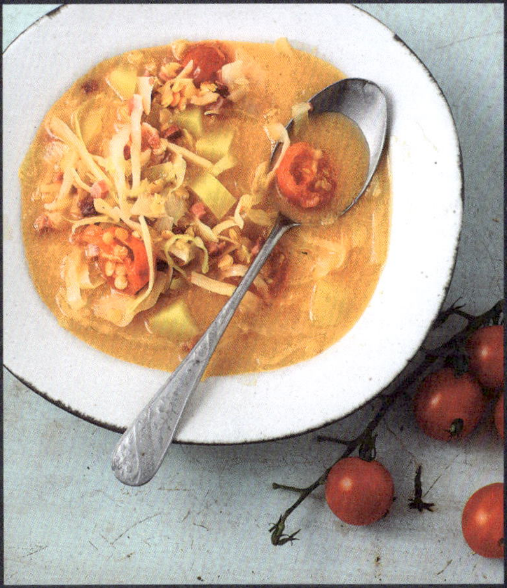

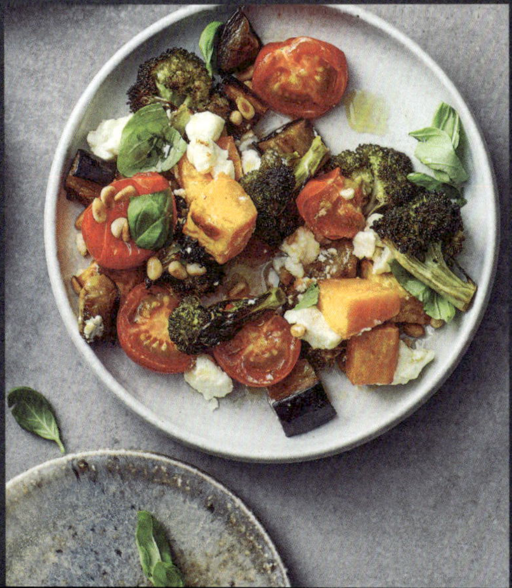

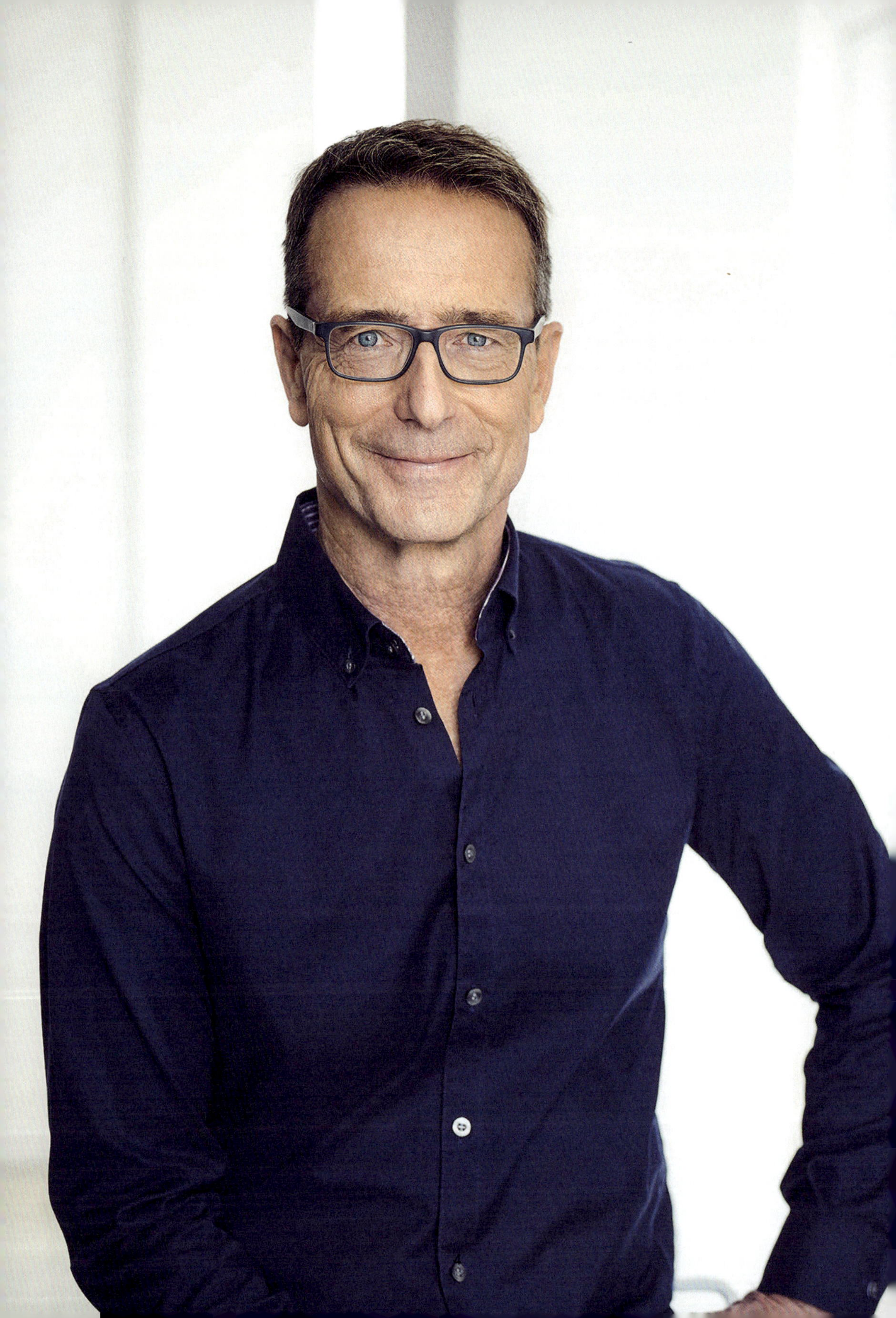

LIEBE LESERIN, LIEBER LESER,

dadurch, dass Sie dieses Buch in Ihren Händen halten, haben Sie **den ersten Schritt in Richtung Wohlfühlgewicht** bereits getan. Jetzt fragen Sie sich bestimmt, woher ich die Zuversicht nehme, so etwas zu behaupten. Schließlich haben Sie wahrscheinlich schon die ein oder andere Diät ausprobiert, die Ihnen genau das versprochen hat. Dass Sie sich für dieses Buch entschieden haben, zeigt mir, dass es mit dem Abnehmen – zumindest nachhaltig – bisher noch nicht geklappt hat. Meist sind längst überholte Diätkonzepte daran schuld: Sie drängen **Abnehmwilligen** eine Ernährung auf, bei der man sich strikte Verbote auferlegt und seine Kalorienzufuhr stark reduziert. Das Ergebnis dieser Methoden: Entweder Sie haben diese Diät erst gar nicht durchgezogen oder die Kilos waren schon kurze Zeit später wieder drauf. Was bleibt, ist ein Gefühl des Misserfolgs. Das möchte ich nun mit Ihnen ändern!

Dieses Buch ist Ihr Begleiter durch ein **individuelles Abnehmprogramm,** das genau auf Ihre Bedürfnisse zugeschnitten ist. Es gibt weder typische Verbote noch quälende Hungergefühle – und erst recht keinen Jo-Jo-Effekt. Stattdessen erhalten Sie **tolle Rezepte** und praktische Diäthelfer wie einen Wochenplan an die Hand. Auf diesen Seiten schreiben Sie **Ihre eigene Erfolgsgeschichte,** indem Sie sich einen Aktionsplan erarbeiten, mit dem Sie nur 20 Prozent Ihres bisherigen Essverhaltens dauerhaft verändern – 80 Prozent Ihrer Gewohnheiten behalten Sie bei! Diese Strategie ist **das Erfolg versprechende 20:80-Prinzip** – ein Konzept, das auf wissenschaftlicher Basis beruht und die Grundlage meiner medizinischen Tätigkeit darstellt.

Die 20:80-Methode haben wir im medicum Hamburg, dem Zentrum für Diabetes, Prävention und Ernährungsmedizin, entwickelt: Sie ist **einfach, nachhaltig, psychologisch fundiert und durch Studien gesichert.** Mit meinem Team aus Ernährungswissenschaftlern, Ernährungsmedizinern, Sportpädagogen und Psychologen und in meiner Tätigkeit als **Ernährungs-Doc beim NDR** setze ich das 20:80-Prinzip nach aktuellen wissenschaftlichen Erkenntnissen seit zwei Jahrzehnten erfolgreich in die Tat um. Wir erleben in der Praxis immer wieder, dass Menschen versuchen, ihr ganzes Leben umzukrempeln, um Gewicht zu verlieren – und daran gnadenlos scheitern. Erst wenn sie mit unserer Hilfe **auf individuelle Weise** durch realistische, machbare Minimal-Veränderungen ihre Ernährung ändern, führt sie das langfristig zu einem Abnehmerfolg. Und genau das dürfen Sie nun ebenfalls erfahren: Benutzen Sie dieses Buch als Ihren eigenen Coach, um schlanker, fitter und glücklicher zu werden – und es zu bleiben!

Alles Gute wünscht Ihnen

Ihr Dr. Matthias Riedl

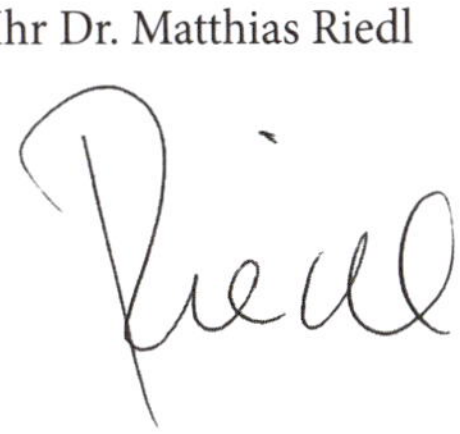

DAS PRINZIP

SCHRITT FÜR SCHRITT ZUM ERFOLG

Gewicht verlieren ganz ohne Stress und Druck – geht das wirklich? Die Antwort lautet: »Ja!« Den besten Beweis dafür liefert Ihnen dieses Arbeitsbuch zur bewährten 20:80-Methode. Es führt Sie Seite für Seite an Ihr individuelles Ziel.

MIT DEM 20:80-PRINZIP ZUM WOHLFÜHLGEWICHT

Um Ihr Wunschgewicht zu erreichen, müssen Sie nicht Ihr komplettes Leben auf den Kopf stellen. Es gibt einen Weg, bei dem Sie bloß 20 Prozent Ihres Verhaltens ändern müssen, um schlanker zu werden – und Ihr Gewicht auf Dauer zu halten!

08/15-DIÄTEN SIND OUT

Man könnte meinen, abnehmen ginge doch eigentlich ganz leicht. Man wählt einfach eine x-beliebige Diät aus einem Magazin oder einem Ratgeber und befolgt die Regeln. Dann nimmt man entweder in drei Tagen drei Pfund für die Bikinifigur ab oder fünf Kilogramm in zwei Wochen, wenn es noch mehr sein darf. Die Wahrheit ist: Eine strikte, kalorienreduzierte Diät funktioniert bei jedem Menschen zum Abnehmen – zumindest für kurze Zeit. Doch eine Dauerlösung ist sie garantiert nicht! Die abgespeckten Kilos wandern wie durch Zauberhand wieder in den Körper und vermehren sich dort auch noch auf wundersame Weise.

Anders ist das beim 20:80-Prinzip: Das Programm basiert auf der simplen Erkenntnis, dass es keine Diät geben kann, die auf jeden Menschen passt. Statt einer One-fits-all-Diät brauchen Sie ein Abnehmkonzept, das im Einklang mit Ihnen und Ihrem Ernährungsalltag steht.

Mikro-Veränderungen bringen mehr

Das 20:80-Prinzip ist tausendfach in unserer Praxis erprobt und sehr einfach umsetzbar. Das Wichtigste daran: Immer nur kleine Ziele setzen, die zu Ihnen passen, so klappt es auch mit dem Wunschgewicht. Alles andere stresst und kann gar nicht funktionieren. 15 Kilogramm weniger in drei Monaten sind nicht realistisch und nicht gesund. Weniger ist beim Abnehmen mehr – nur so haben Sie langfristig etwas davon! Mit Mikro-Veränderungen (»Tiny Habits«, siehe Kasten) kommen Sie Stück für Stück Ihrem eigentlichen Ziel näher, ohne einen zu großen Aufwand zu betreiben.

Bye-bye schlechte Gewohnheiten!

Das Tolle daran: Genauso wie Sie sich gesündere Verhaltensweisen angewöhnen, können Sie ungünstige Angewohnheiten loswerden. Das funktioniert am besten, indem man sie durch eine sinnvolle Gewohnheit ersetzt. Klar: Manchmal braucht

TINY HABITS

Es gibt einen eigenen Fachbegriff für die kleinen Gewohnheiten: »Tiny Habits« (englisch: winzige Gewohnheiten) hat sie der Sozialwissenschaftler Brian Jeffrey Fogg von der kalifornischen Stanford Universität genannt, die Koryphäe auf dem Gebiet der Verhaltensänderung. Wenn Ziele demnach wenig Zeit und Mühe verursachen, laden diese Verhaltensänderungen uns ein, sie umzusetzen und gesünder zu leben.

man auch ein wenig Geduld, bis sich selbst sehr kleine, neue Verhaltensweisen zu einer Alltagsgewohnheit entwickeln. Da heißt es, dranbleiben und nicht zu schnell aufgeben. Aber sobald der Punkt einmal überwunden ist, an dem Sie nicht mehr über Ihre neuen Gewohnheiten nachdenken müssen, ist es an der Zeit, weitere Verbesserungen in Ihr Leben zu bringen.

DIÄT OHNE VERBOTE

Nach und nach werden Sie sich auf Ihrem persönlichen Wohlfühlgewicht einpendeln. Es stehen Ihnen keine Hungerqualen bevor, Sie werden sich immer gut gesättigt fühlen, und Sie werden von uns auch keine Liste mit verbotenen Lebensmitteln erhalten. Alles ist erlaubt. Nichts ist grundsätzlich verboten. Aber eines müssen Sie tun. Sie müssen verinnerlichen, dass Sie ab jetzt schrittweise etwas Wichtiges in Ihrem Leben verändern wollen – Ihre Ernährungsgewohnheiten und damit einhergehend vielleicht auch Ihre Bewegungsgewohnheiten und andere Routinen, die alle auf Ihr Wohlbefinden und somit auch auf Ihr Gewicht einwirken. Sie nehmen sich nicht nur vor abzunehmen, sondern etwas für sich zu tun, um sich besser zu fühlen. »Ich habe gar nicht viel verändert und doch 15 Kilogramm abgenommen. Außerdem fühle ich mich viel vitaler – geistig wie körperlich.« Das hören wir in der Praxis immer wieder, denn meist verschwinden durch die Mikro-Veränderungen dann auch noch Zivilisationskrankheiten wie Diabetes Typ 2, Bluthochdruck, eine Fettleber oder sogar eine Parodontitis.

DIE BASICS IHRES ERFOLGS

Folgende fünf Grundregeln tragen nachweislich dazu bei, sich gesünder zu ernähren und beim Essen abzunehmen:

1. Dreimal satt essen: Halten Sie drei, richtig satt machende Hauptmahlzeiten ein. Das entspricht dem menschlichen Biorhythmus. Wichtig: Niemals eine Mahlzeit auslassen – auch nicht, wenn ein abendlicher Restaurantbesuch ansteht! Denn dann wird der Heißhunger so groß, dass anschließend fett- und kohlenhydratlastig bestellt wird! Ausnahme: Sie merken, dass Sie das Auslassen einer Mahlzeit ohne Hunger und ohne eine folgende Riesenmahlzeit gut kompensieren können.

2. Esspausen einhalten: Mindestens vier Stunden Esspause zwischen den Mahlzeiten sind wichtig, damit der Hormonspiegel aller an Hunger und Sättigung beteiligten Botenstoffe in Balance bleibt – nachts sind mindestens zehn Stunden ideal. Sie können die Pause wie beim sogenannten Intervallfasten auch schrittweise auf 16 Stunden erhöhen, es kommt nicht auf eine Stunde mehr oder weniger an. Wenn Sie dringend eine Zwischenmahlzeit brauchen oder längere Esspausen unumgänglich sind, probieren Sie Nüsse wie Mandeln oder Pistazien als gesunden Snack.

3. Tellerprinzip beachten: Vor allem mittags und abends sollte die Verteilung der Nährstoffgruppen auf Ihrem Teller clever kombiniert werden: Den Löwenanteil machen Gemüse und Salat aus, gefolgt von eiweißreichen Lebensmitteln. Kohlenhydrate nehmen auf Ihrem Teller den wenigsten Platz ein. Mehr dazu lesen Sie auf S. 40.

4. Eiweißbedarf ermitteln: Bei 20:80 ist dieser Nährstoff von großer Bedeutung, denn er ist ein echter Abnehmhelfer. Proteine machen satt und senken den Süßhunger. Jede Menge Infos rund um das wichtige Eiweiß gibt es auf S. 44.

5. Neue Wertschätzung verleihen: Essen Sie langsam und achtsam – Sattheit braucht Magendehnung und stellt sich erst ca. 20 Minuten nach einer Mahlzeit ein. Kauen Sie jeden Bissen gut, setzen Sie Ihr Besteck immer mal wieder ab, genießen Sie Ihr Essen ohne Ablenkung als Entschleunigungsübung.

Nun kennen Sie die Grundprinzipien unseres 20:80-Programms. Dass es auch in der Praxis funktioniert, erfahren Sie auf den nächsten Seiten.

ABNEHMEN MIT DEM ARBEITSBUCH – SO FUNKTIONIERT'S

Einfach, logisch, individuell – das ist das Erfolgsrezept des ernährungswissenschaftlich und psychologisch fundierten 20:80-Prinzips. Mit nur kleinen Veränderungen werden Sie Großes bewirken.

DIE ABNEHMGARANTIE

Mit dem Arbeitsbuch werden Sie es schaffen, Ihre Essgewohnheiten zu ändern – versprochen! Sie lernen dabei viel über sich und Ihre Gewohnheiten und reflektieren Ihr Verhalten. Hier dürfen Sie sich Ihre ganz individuellen Ziele setzen. Das muss nicht sofort die Anzeige auf der Waage sein. Nehmen Sie sich zum Beispiel vor, abends nicht die ganze Tafel Schokolade, sondern nur ein Stück zu essen. Oder setzen Sie sich als Ziel, auf Snacks zu verzichten und eine fünfstündige Esspause zwischen den Mahlzeiten einzuhalten.
So können Sie nicht nur das Gewicht erreichen, mit dem Sie sich gut und attraktiv fühlen. Sie werden nebenbei auch gesünder und beugen ernährungsbedingten Krankheiten vor, die in unserer Gesellschaft ständig zunehmen. Außerdem können Sie dadurch Ihren natürlichen Alterungsprozess verlangsamen und fühlen sich länger jung.

DIE ANLEITUNG

Um erfolgreich abzunehmen, benötigen Sie einen personalisierten Aktionsplan. Dieser Plan ist das Herzstück Ihrer maßgeschneiderten Diät: Er besteht aus individuellen Maßnahmen, die Sie sich auf den nächsten Seiten selbst erarbeiten. Die richtigen Tools dazu geben wir Ihnen an die Hand. Nach und nach sammeln Sie dadurch Maßnahmen, die genau auf Sie zugeschnitten sind – und die Sie deshalb zum Erfolg führen.

TIMELINE FÜRS ABNEHMEN

Wer Gewicht verlieren will, hat meist den Wunsch, dass es möglichst schnell gehen soll. Doch vergessen Sie nicht: Es geht darum, dass Sie Ihr Gewicht auf Dauer halten. Bei 20:80 besteht deshalb kein Grund zur Eile. Absolvieren Sie dieses Programm in Ihrem eigenen Tempo. Wie schnell sich der Abnehmerfolg auf der Waage zeigt, ist individuell verschieden. Ein bis zwei Kilogramm Gewichtsverlust pro Monat reichen völlig aus und sind ein voller Erfolg. Wenn Sie Ihren Job gut machen, dann sind das zwölf bis 24 Kilo im Jahr. Oft ist die Gewichtsabnahme am Anfang am stärksten und stagniert dann. Machen Sie sich keine Sorgen: Das ist ganz normal – bleiben Sie auf jeden Fall weiter dran. Wichtig ist, dass Sie sich eine Maßnahme nach der anderen vornehmen. Das 20:80-Prinzip bedeutet auch, Überforderungen zu vermeiden.

DIE 5 SÄULEN DES 20:80-ARBEITSBUCHS

1 BESTANDSAUFNAHME

Mithilfe des Selbst-Checks nehmen Sie zuerst die Basis Ihrer Ess- und Trinkgewohnheiten unter die Lupe (S. 12), dann bestimmen Sie Ihren Esstyp und finden die Maßnahmen, die genau zu Ihrem Typ passen (ab S. 18). Anschließend führen Sie eine Woche lang ein Ernährungstagebuch und ziehen daraus die richtigen Lehren (S. 32).

2 MITMACHSEITEN

Schreiben Sie auf speziellen Mitmachseiten Ihre eigene Erfolgsgeschichte. Halten Sie Ihre Ziele in der Wunschliste fest (S. 16), tragen Sie den Status quo Ihrer Figur ein (S. 15), erarbeiten Sie sich eine gesunde Trink-Routine (S. 55), verändern Sie Ihre Schlafgewohnheiten (S. 101) oder erlernen Sie Entspannungsmethoden (S. 103).

3 AKTIONSPLAN

Durch die Bestandsaufnahme und die Mitmachseiten finden Sie im Laufe des Buchs genau heraus, welche Verhaltensweisen Sie ändern oder besser machen können. Die passenden Maßnahmen sammeln Sie auf S. 84. In Ihrem persönlichen Aktionsplan (S. 88) legen Sie schließlich die Reihenfolge fest, in der Sie Schritt für Schritt bessere Gewohnheiten in Ihr Leben ziehen und ungünstige loswerden.

4 PRAKTISCHE HELFER

Um Sie optimal bei Ihrem Abnehmvorhaben zu unterstützen, bekommen Sie von mir verständliches Wissen über gesunde Ernährung, nützliche Übersichten und einen Musterwochenplan zum Nachkochen (S. 56), der Ihnen den Einstieg erleichtert.

5 REZEPTE

Mit den eigens für das 20:80-Programm entwickelten Rezepten (ab S. 58) essen Sie sich dreimal am Tag richtig satt. Ob Overnight Oats oder Zucchini-Bärlauch-Pasta – alle Gerichte wurden vom medicum-Team entwickelt, sind abnehmtauglich und beweisen, wie gut gesunde Ernährung schmeckt.

MEIN SELBST-CHECK

Gönnen Sie sich ein paar Minuten, um über Ihr Essverhalten nachzudenken. Dieser Check hilft Ihnen dabei, die ersten Maßnahmen für Ihren Aktionsplan festzulegen. Das ist der erste Schritt zu Ihrem Wunschgewicht.

DER BASIS-CHECK

Die folgenden Fragen sind sehr hilfreich, um sich Essgewohnheiten, -vorlieben und Abnehmhindernisse bewusst zu machen. Je mehr Sie sich darüber klar werden und je mehr Sie über sich lernen, desto besser können Sie sich helfen. In diesem ersten Basis-Check geht es um alle Gewohnheiten und Begleitumstände, die Sie am Erreichen eines gesunden Gewichts behindern. Kreuzen Sie die Aussagen an, die auf Sie zutreffen, und notieren Sie sich die passende Maßnahme in Ihrer Maßnahmensammlung auf S. 84. Darunter finden Sie hier jeweils eine medizinische Begründung, warum die Maßnahme zielführend beim Abnehmen ist. Später werden unter anderem durch die Auswertung Ihres Esstyps und Ihres Ernährungstagebuchs noch weitere Maßnahmen für Ihren Aktionsplan hinzukommen. Sind Sie bereit? Dann geht es jetzt los. Nehmen Sie sich Zeit, alle Fragen ruhig durchzulesen, und überlegen Sie gut, bevor Sie antworten.

☐ **Ich trinke gerne gesüßte Getränke.**

→ **Maßnahme:** Ich trinke Wasser und ungesüßte Tees zum Durstlöschen und nehme nur noch morgens in meinen Kaffee einen Teelöffel und zunehmend weniger Zucker.

Hintergrund: Zucker macht hungrig, weil er das Dickmacherhormon Insulin lockt.

☐ **Ich habe öfter Heißhungerattacken, besonders abends.**

→ **Maßnahme:** Ich checke den Eiweißgehalt jeder Hauptmahlzeit.

Hintergrund: Wenn Sie ausreichend mit Eiweiß (zu jeder Mahlzeit 20 bis 30 Gramm aus Hülsenfrüchten, Tofu, Nüssen, Milchprodukten oder Eiern) versorgt sind, hält Sie das lange satt.

☐ **Ich esse mehr als dreimal pro Tag.**

→ **Maßnahme:** Ich esse maximal dreimal täglich und halte zwischen den Mahlzeiten mindestens vier Stunden Esspause ein.

Hintergrund: Empfehlenswert sind drei Hauptmahlzeiten pro Tag mit vier- bis fünfstündigen Pausen dazwischen, damit sich der Blutzucker- und Insulinspiegel normalisieren können.

☐ **Ich habe bisher immer versucht, mir manche Lebensmittel oder Speisen zu verbieten.**

→ **Maßnahme:** Ich darf alles essen (in der richtigen Kombi und in Maßen).

Hintergrund: Verbote sind nicht zielführend, da sie Gelüste schüren.

☐ Ich nehme regelmäßig Medikamente ein.

→ **Maßnahme:** Ich vereinbare einen Termin in einer ernährungsmedizinischen Praxis.

Hintergrund: Psychopharmaka, Insulin, Cortison oder Betablocker können Wassereinlagerungen begünstigen und den Fettabbau verhindern.

☐ Ich trinke gelegentlich oder regelmäßig alkoholhaltige Getränke.

→ **Maßnahme:** Ich trinke die Hälfte oder nur jeden zweiten Tag.

Hintergrund: Alkohol ist ungesund, kalorienreich, macht Appetit und blockiert die Fettverbrennung.

☐ Ich bin oft niedergeschlagen, müde, unkonzentriert und finde keinen Antrieb.

→ **Maßnahme:** Ich vereinbare einen Termin bei einer psychotherapeutischen Praxis.

Hintergrund: Übergewicht kann depressiv machen (und Depressionen dick). Lassen Sie sich professionell beraten, bevor Sie Ihr Gewicht angehen.

☐ Ich leide unter chronischem, belastendem Stress.

→ **Maßnahme:** Ich sorge für mehr Pausen, in denen ich mir etwas Gutes tue (ausruhen, entspannen, bewegen, meditieren, Yoga machen).

Hintergrund: Überbelastung steigert den Cortisolspiegel und das erschwert eine Gewichtsabnahme.

☐ Ich habe Schlafprobleme und/oder schnarche.

→ **Maßnahme:** Ich vereinbare einen Termin in meiner hausärztlichen Praxis, wegen des Schnarchens in einer Praxis für Lungenheilkunde oder in einer gynäkologischen Praxis (wechseljahrbedingtes Schnarchen).

Hintergrund: Schlafmangel bringt den Hormonhaushalt durcheinander und macht hungrig.

☐ Ich habe Mundgeruch/Parodontitis.

→ **Maßnahme:** Ich mache Termine in meiner zahnärztlichen Praxis und zur professionellen Zahnreinigung.

Hintergrund: Zahnfleischentzündung kann ein Risikofaktor für Übergewicht und Diabetes sein.

☐ Ich leide unter Sodbrennen/Reflux.

→ **Maßnahme:** Ich vereinbare einen Termin in meiner hausärztlichen Praxis.

Hintergrund: Säurerückfluss-Symptome werden oft als Hunger interpretiert und können so eine Gewichtsabnahme behindern. (Übergewicht und Fehlernährung sind häufig Auslöser für Sodbrennen! Der erhöhte Druck erleichtert das Aufsteigen der Säure vom Magen in die Speiseröhre.)

☐ Ich habe evtl. hormonelle Probleme.

→ **Maßnahme:** Ich vereinbare einen Termin in der Endokrinologie.

Hintergrund: Für ein gesundes Gewichtsmanagement ist die richtige hormonelle Einstellung bei Schilddrüsenunterfunktion, Hashimoto-Thyreoiditis, Typ-2-Diabetes und Testosteronmangel durch einen Endokrinologen hilfreich.

☐ Ich esse oft zu untypischen Zeiten oder in großen Mengen.

→ **Maßnahme:** Ich vereinbare einen Termin bei einer psychotherapeutischen Beratung.

Hintergrund: Ein geregelter Tag-Nacht-Rhythmus ist sehr wichtig. Nächtliches Essen unterbindet jedoch erforderliche Regenerationsprozesse und die Fettverbrennung. Essen Sie regelmäßig große Mengen in schnellem Tempo und haben nachher Schuldgefühle? Es kann sich hierbei um eine behandlungsbedürftige Essstörung handeln.

DIE FIGUR-FAKTEN

Es ist nicht erstrebenswert, möglichst dünn zu sein. Doch wer unter echtem Übergewicht leidet, tut durch einen Gewichtsverlust seiner Gesundheit etwas Gutes. Aber wann ist zu dick überhaupt zu dick?

WIE SCHLANK DARF ES SEIN?

20:80 ist kein Ernährungsprogramm, um Schönheitsidealen zu entsprechen – es geht um die Gesundheit eines Menschen. Um festzustellen, ob das Gewicht ein Risiko dafür darstellt, einen Typ-2-Diabetes oder Herz-Kreislauf-Erkrankungen zu entwickeln, gibt es bestimme Messverfahren.

Der Body-Mass-Index (BMI)

Er gilt als grobes Richtmaß, um herauszufinden, ob eine Diätmaßnahme medizinisch notwendig ist. Der BMI gibt das Verhältnis von Körpergewicht zu Körpergröße an und gilt für Jugendliche ab 18 Jahren. Berechnet wird er so:
Körpergewicht (in kg) : Körpergröße (in m)^2.

Der BMI macht keinen Unterschied zwischen schwerer Muskelmasse und der leichteren Fettmasse. Ein muskulöser Mensch kann einen höheren BMI haben als ein gleich schwerer mit Bauch. Aus medizinischer Sicht hat der BMI mehr Aussagekraft als das reine Körpergewicht.

Was der BMI besagt

- Der ideale BMI liegt zwischen 18,5 und 24,9.
- Frauen und Männer ab einem BMI von 25 gelten als leicht übergewichtig. Männer besitzen oft eine größere Muskelmasse als Frauen.
- Ab einem BMI von 30 beginnt die Fettleibigkeit (Adipositas).
- Mit zunehmendem Alter wird ein immer höherer BMI-Wert als Normalgewicht angesehen.

Bauchumfang

Der wichtigste Gradmesser für bedenkliches Übergewicht ist der Taillen- oder Bauchumfang, denn im Bauchfett werden Hormone und Entzündungsstoffe hergestellt. Je mehr Bauchfett sich ansammelt, desto höher die Produktion dieser Substanzen – und die bringen den Stoffwechsel aus dem Gleichgewicht. Rundliche Hüften und Schenkel hingegen gelten als gesundheitlich okay.

Was der Bauchumfang besagt

- Optimal ist ein Bauchumfang von unter 80 Zentimetern bei Frauen. Ab 88 Zentimetern spricht man von bauchbetontem Übergewicht.
- Bei Männern sollte der Bauchumfang nicht mehr als 94 Zentimeter betragen. Für sie wird es gesundheitlich kritisch ab 102 Zentimetern.

Wenn Sie sich ein messbares Ziel setzen wollen, dann ist der Bauchumfang ebenfalls ein guter Anhaltspunkt. Messen Sie allerdings höchstens einmal pro Woche, und zwar morgens nach dem ersten Toilettengang. Dazu legen Sie das Maßband in Höhe des Bauchnabels an und atmen Sie entspannt aus. Wie sich Ihr Bauchumfang im Laufe eines Jahres entwickelt, können Sie in der hinteren Umschlagsinnenklappe festhalten.

BESTANDSAUFNAHME

Jetzt sind Sie an der Reihe. Ermitteln Sie Ihr Gewicht, Ihren BMI und Ihren Bauchumfang und halten Sie den Status quo hier fest. Betrachten Sie diese Bestandsaufnahme als Startschuss in Ihr neues, schlankes Leben.

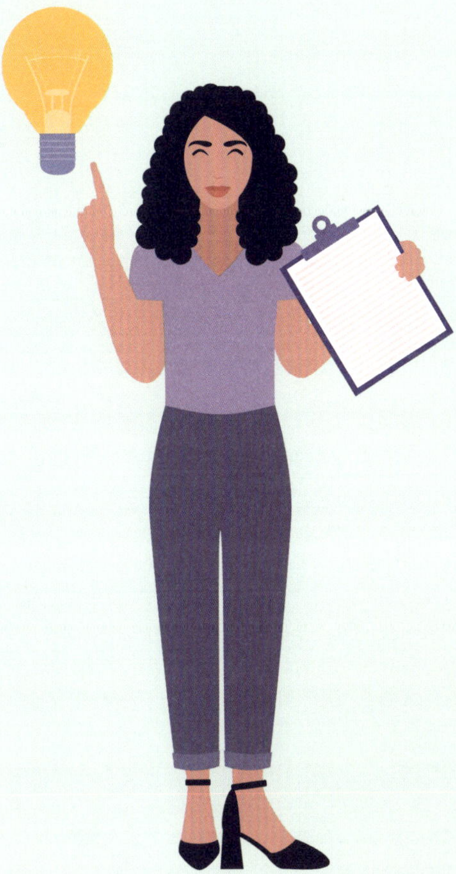

MEIN GEWICHT:

.... **Kilogramm**

MEINE GRÖSSE:

.... **Meter**

MEIN BMI:

Gewicht .... :

Größe² .... = ...

MEIN BAUCHUMFANG:

.... **Zentimeter**

WANN ZUR BERATUNG?

Haben Ihre Berechnungen ergeben, dass Ihre Werte in dem gesundheitlich kritischen Bereich der Fettleibigkeit liegen? Dann zögern Sie bitte nicht, eine ärztliche Praxis aufzusuchen. In Ihrem individuellen Fall wird entschieden, welche Adipositas-Therapie für Sie infrage kommt. Eine Psychotherapie bietet Hilfe bei Essstörungen.

MEINE WUNSCHLISTE

Sie träumen von einer schlanken Zukunft? Setzen Sie sich realistische Ziele und halten Sie hier fest, was Sie mit diesem Arbeitsbuch erreichen möchten. Das ist enorm wichtig. Je konkreter das Ziel, desto wahrscheinlicher ist Ihr Erfolg.

MEIN WUNSCHGEWICHT AUF DER WAAGE:

....

DAS WUSSTE SCHON DER RÖMISCHE PHILOSOPH SENECA: WER DEN HAFEN NICHT KENNT, IN DEN ER SEGELN WILL, FÜR DEN IST KEIN WIND DER RICHTIGE.

MEIN WUNSCH-BMI:

....

MEIN GEWÜNSCHTER BAUCHUMFANG:

SCHLECHTE ESS- UND TRINKGEWOHNHEITEN, DIE ICH LOSWERDEN WILL:

KLEIDUNGSSTÜCKE, DIE ICH IN ZUKUNFT TRAGEN MÖCHTE:

WELCHER ESSTYP BIN ICH?

Sie sind einzigartig. Trotzdem werden Sie sich in einem der Esstypen wiederfinden. Warum das wichtig ist? Weil Sie so eine Ahnung davon bekommen, was Sie verbessern könnten.

IST MAN, WAS MAN ISST?

Jeder Mensch ist einzigartig, selbst eineiige Zwillinge unterscheiden sich minimal. Auch unser Ernährungsverhalten ist einzigartig, aber nicht nur, weil ein Teil davon genetisch bestimmt ist, sondern weil ein Großteil über Jahre erlernt wurde. Schon in der Kindheit wurden die Weichen dafür gelegt, ob Sie gerne Fisch essen oder nicht, ob Sie sich mit Essen trösten oder damit Stress abbauen. All das entscheidet über Ihr Essverhalten, und das spiegelt auch bis zu einem gewissen Maß Ihre Persönlichkeit wider.

Essen zwischen Kopf und Bauch

Gerade beim Essen gibt es Verhaltensmuster, die sich immer wiederholen und deshalb für jede/n typisch sind. Dabei bleibt uns meistens verborgen, wie die Entscheidungen dafür oder dagegen ablaufen. Denn Essen hat weit mehr in petto, als unseren Hunger zu stillen. Wir essen auch, wenn uns dies unsere Gefühle diktieren – egal, ob traurige oder glückliche –, und das geschieht unbewusst. Klare Mahlzeitenregelungen helfen, womöglich dickmachenden Gefühlen nicht nachzugeben und natürlich auch echte Hungergefühle zu entwickeln. Die dürfen entstehen, wenn wir ausreichend – mindestens vier Stunden – Pause nach dem Essen machen.

Wie sich Vorlieben entwickeln

Warum essen Thailänder morgens getrocknete Fische in ihrer Currysuppe, während Sie morgens nicht mal diesen Geruch ertragen könnten? Auch hier hat die Natur uns ein praktisches Prinzip an die Hand gegeben: Wir essen das gern, was wir häufig essen! Kinder mögen oft immer dasselbe: Fischstäbchen, Kartoffelpuffer mit Apfelmus, Eiscreme. Wenn sie bei dieser Routine bleiben, vermeiden sie – ebenfalls ein Programm aus Urzeiten–, dass sie Giftiges in den Mund stecken. Was und wann wir essen, läuft damit nicht selten unterhalb unseres freien Willens ab. Das macht es uns noch schwerer, Veränderungen herbeizuführen.

DIE FÜNF ESSTYPEN

In unserer Praxis haben wir fünf verschiedene Esstypen definiert. Denn gerade beim Essen gibt es Verhaltensmuster, die sich immer wiederholen. Die Typen sollen Ihnen helfen, Ihr persönliches Essverhalten zu verstehen und daraus Mini-Schritte für Ihren 20:80-Aktionsplan abzuleiten.

FÜR IHREN AKTIONSPLAN

Die Klarheit über Ihr eigenes Essverhalten hilft Ihnen dabei, sich ein passendes Minimal-Maßnahmenpaket zu schnüren. Ordnen Sie sich einem Esstyp zu und notieren Sie die jeweiligen, passenden Maßnahmen in Ihrer Sammlung (S. 84).

DER ESSTYPEN-TEST

DER ESSPRAKTIKER

- ☐ Ich esse gerne lecker und günstig.
- ☐ Ich habe mich bisher nicht mit gesunder Ernährung beschäftigt.
- ☐ Wenn ich Hunger habe, will ich möglichst schnell etwas essen.
- ☐ Ich habe keine festen Essenszeiten.
- ☐ Ich esse gerne Tiefkühl- und Fertiggerichte.
- ☐ Ich esse auch gerne mal etwas unterwegs.

DER FEINSCHMECKER

- ☐ Qualität ist mir beim Essen wichtiger als der Preis.
- ☐ Ich koche gerne.
- ☐ Ich zelebriere und genieße mein Essen.
- ☐ Ich esse oft erst am Abend richtig.
- ☐ Ich trinke gerne ein Glas Wein zum Essen.
- ☐ In stressigen Phasen lasse ich auch mal eine Mahlzeit ausfallen.

DER NATÜRLICH-ESSER

- ☐ Ich achte beim Einkaufen auch auf ökologische Aspekte.
- ☐ Ich folge gerne Ernährungstrends.
- ☐ Meine Mahlzeiten sind überwiegend vegetarisch oder vegan.
- ☐ Ich esse zwischendurch gerne gesunde Snacks wie Obst oder Fruchtriegel.
- ☐ Mein Speiseplan enthält viel Gemüse.
- ☐ Ich bereite meine Mahlzeiten gerne frisch zu.

DER KALORIENSPARER

- ☐ Um nicht zuzunehmen, achte ich sehr auf die Kalorien.
- ☐ Es gibt Lebensmittel, die ich mir nicht erlaube zu essen.
- ☐ Ich esse gerne Light- oder fettarme Produkte.
- ☐ Ich verkleinere oft bewusst meine Portionen.
- ☐ Ich halte mich sehr diszipliniert an Essensvorgaben.
- ☐ Ich habe in der Vergangenheit schon Diäten gemacht.

DER GEWOHNHEITSESSER

- ☐ Ich esse oft, ohne hungrig zu sein.
- ☐ Es fällt mir schwer, auf Lebensmittel wie Chips oder Süßigkeiten zu verzichten.
- ☐ Ich esse oft aus Langeweile, weil ich Stress habe oder frustriert bin.
- ☐ Ich esse fast immer zu gewohnten Zeiten.
- ☐ Eine Umstellung meiner Essgewohnheiten fällt mir sehr schwer.
- ☐ Ich belohne mich oft mit bestimmten Lebensmitteln.

DIE AUSWERTUNG

Zählen Sie, bei welchem Esstyp Sie die meisten Antworten angekreuzt haben. Sie finden sich bei mehreren Esstypen wieder? Auch das kommt vor, denn es gibt durchaus auch Mischtypen. Auf den folgenden Seiten erfahren Sie, mit welchen speziell auf Ihren Esstyp bezogenen Maßnahmen eine gesündere Ernährung Einzug in Ihr Leben hält.

DER ESSPRAKTIKER

Scheinbar erschwingliche Preise, dabei eine gute Haltbarkeit der Lebensmittel und ein immer gleiches Aussehen der Gerichte sind ihm wichtig. Diesem eher bequemen Esser liegt vor allem am Herzen, dass seine Mahlzeiten einen vertrauten und immer wieder gleichen Geschmack haben, die Mengen reichlich bemessen sind und die Beschaffung keine Mühe bereitet. Der preisbewusste Esser ist meist männlich, jünger und lebt allein.

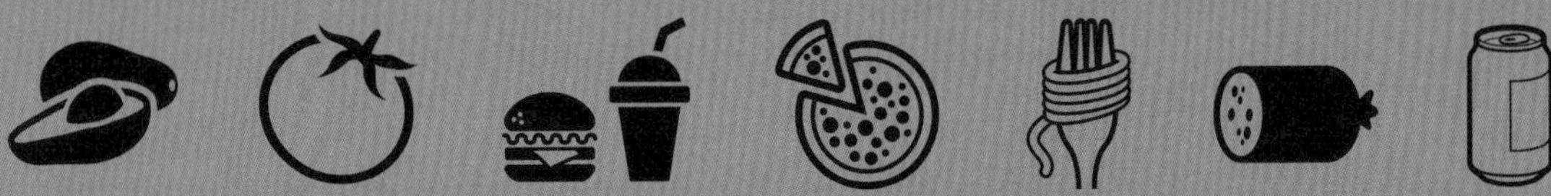

DAS MACHT IHN AUS

Wie eine gesunde, ausgewogene Ernährung beschaffen sein könnte, ist ihm (noch) nicht so wichtig. Er isst gerne und ohne viel nachzudenken und tut das auch unregelmäßig über den Tag verteilt oder spätabends. Wichtig ist dem Esspraktiker, bei aufkommenden Hungergefühlen möglichst rasch satt zu werden. Er isst auch nicht, weil ihn Gefühle leiten (ein Vorteil). Dass man einen Tag mit Mahlzeiten strukturieren kann, interessiert ihn nicht besonders. Er lässt den Tag und die Mahlzeiten so kommen, wie sie wollen. Durch die daraus resultierenden hohen Blutzucker- und Insulinschwankungen stellt sich häufiger Heißhunger ein. Dieser wird dann bevorzugt durch einfache und schnelle Gerichte – auch Fertig- und Tiefkühlgerichte – gestillt. Achtung: Heißhungerattacken bergen immer ein Risiko, schnell mal Süßigkeiten (auch in flüssiger Form) einzuwerfen, um ein oder zwei Stunden lang satt und glücklich zu sein. Ganz logisch, dass dieser Esstyp ein gern gesehener Gast an der Metzgertheke, beim Bäcker, an der Tankstelle oder in Fast-Food-Restaurants ist. Auch Lieferdienste leben von diesem Ernährungstyp.

MASSNAHMEN FÜR IHREN AKTIONSPLAN

Ich sorge für ein gut geplantes Frühstück, um bis zum Mittag ohne Snack durchzuhalten.
Bereiten Sie Ihre Frühstücksration am besten schon abends vor. Falls Sie schnell ins Büro müssen, können Sie Ihr Frühstück auch mitnehmen und dort essen.

Ich erhöhe den Gemüseanteil bei jedem Essen.
Achten Sie auf folgende Verteilung beim Mittag- und Abendessen: 50 Prozent Gemüse, 30 Prozent Fleisch/Fisch/Eier/Hülsenfrüchte (= Eiweiß), 20 Prozent Nudeln/Kartoffeln/Reis/Brot (= Kohlenhydrate), hochwertige Öle und Fette. Im Restaurant oder in der Kantine als Erstes Gemüse essen oder einen Salat bestellen.

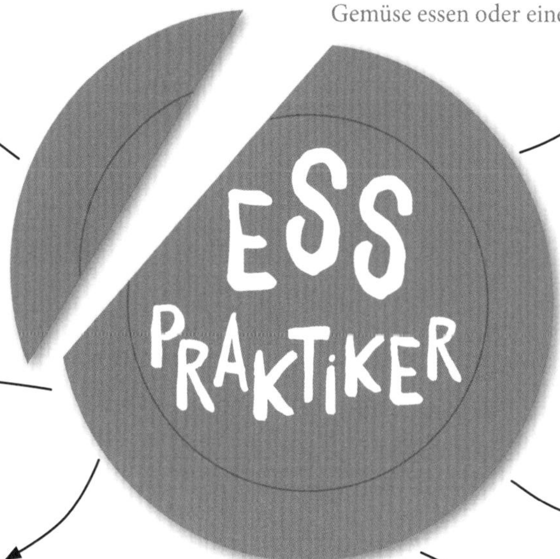

Ich trinke nur Wasser sowie ungesüßten Tee und Kaffee.
Haben Sie Ihr Getränk immer dabei.

Ich koche (wieder) häufiger selbst.
Das trägt zur Entspannung bei, weil es Spaß macht. Und: Man spart sogar noch Geld. Erstellen Sie sich am besten einen Speiseplan für eine Woche oder verwenden Sie den Vorschlag auf S. 56 und kochen Sie vor.

Ich denke erst nach, bevor ich zuschlage.
Fragen Sie sich vor jedem Burger, Wurstbrötchen oder Schokoriegel, und BEVOR Sie das Portemonnaie zücken: »Brauche ich das jetzt wirklich?« Damit trainieren Sie sich in achtsamem Essen.

Ich gönne mir jeden Tag eine Mittagspause von ca. 45 Minuten.
Die Mittagspause in den Arbeitskalender eintragen oder sich vom Smartphone erinnern lassen.

Ich genieße jede Mahlzeit und jeden Bissen.
Zelebrieren Sie Frühstück, Mittag- und Abendessen, machen Sie es sich schön und genießen Sie die Pause.

DER FEINSCHMECKER

Dieser Esstyp ist ein Kulinariker erster Güte. Er legt großen Wert auf Qualität beim Essen und Trinken, liebt raffinierte mehrgängige Menüs und nimmt sich viel Zeit zum Einkaufen, Kochen und Speisen. Essen ist für ihn Hochkultur. Den Feinschmecker gibt es in der männlichen oder weiblichen Version.

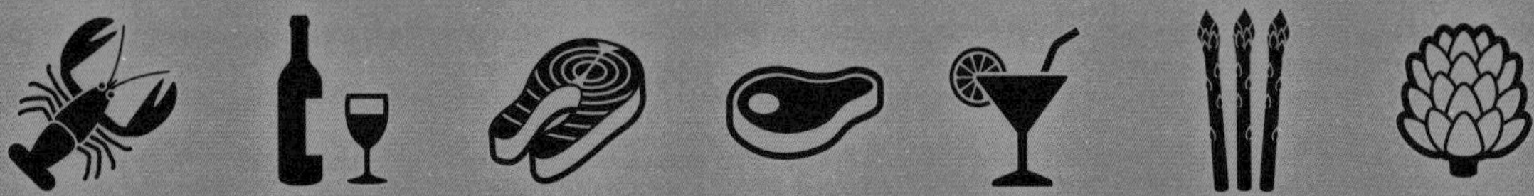

DAS MACHT IHN AUS

Über Essen beim Fernsehen oder im Flugzeug, einen Döner auf die Hand oder süße Teilchen als Frühstück auf dem Weg zur Arbeit kann der Genießer nur die Nase rümpfen. Er liebt es, auf Märkten herumzuschweifen, Olivenöl mit ähnlich tiefer Aufmerksamkeit zu verkosten wie seine Lieblingsrotweine oder an Trüffeln zu schnuppern. Dass er nur Fleisch von alten Weidetierrassen kauft sowie Fisch aus Wildfang, ist selbstverständlich. Er weiß, was gutes Essen wert ist, und das darf auch etwas kosten. Der Feinschmecker ist oft ein überaus begabter Koch und steht gerne, und sooft es ihm seine knapp bemessene Zeit erlaubt, in seiner profimäßig eingerichteten Küche. Kochen ist für ihn Alchemie und Entschleunigung zugleich. Seine Achillesferse beim Essen ist ein Mangel an Mahlzeitenstruktur, der oft seinem Berufsleben geschuldet ist. So locken die kleinen Köstlichkeiten am Abend sehr! Tagsüber hat er kaum oder keine Zeit für gutes Essen, weshalb abends nicht selten reichhaltig, eiweißlastig und hochkalorisch aufgetischt wird – natürlich mit einem guten Glas Wein oder auch zwei oder drei.

MASSNAHMEN FÜR IHREN AKTIONSPLAN

Ich plane drei Mahlzeiten pro Tag ein. Dabei nehme ich ein vorgekochtes Essen mit zur Arbeit.
Eine gute Vorbereitung ist das A und O! So kommen Sie nicht nur abends, sondern auch in der Mittagspause zu einer sättigenden Mahlzeit. Ein gesundes Frühstück ist ab sofort eine Selbstverständlichkeit!

Ich erhöhe den Gemüseanteil bei jedem Essen und reduziere den Eiweißanteil.
Die richtige Verteilung von Gemüse, Eiweiß und Beilagen ist entscheidend für den Erfolg. Denn zu viele kurzkettige Kohlenhydrate sättigen nicht lange anhaltend. Achten Sie deshalb mittags und abends auf Ihren halben Teller Gemüse oder Salat.

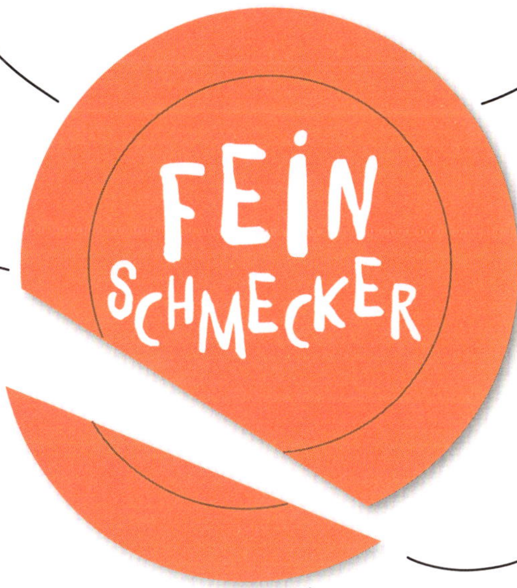

Ich begrenze Süßigkeiten und Desserts auf 20 Gramm pro Tag.
Lieber ein gesundes Dessert direkt nach dem Essen genießen als ständig naschen. Essen Sie zum Beispiel nur einmal am Tag Süßes – wie etwa ein Stück feine Zartbitterschokolade am Abend.

Ich trinke ausreichend.
Denn oft wird Hunger mit Durst verwechselt. Ein Glas Wasser kann schon Abhilfe schaffen. Ihre optimale Trinkmenge können Sie auf S. 55 berechnen. Trinken Sie am besten Wasser, ungesüßten Tee und Kaffee in Maßen.

Ich reduziere meinen Weinkonsum auf einmal pro Woche.
Alkohol regt den Appetit an und macht oft dick, vor allem wenn Sie am Abend vor dem Schlafen noch Wein, Bier und Co. trinken. Probieren Sie stattdessen zum Essen verschiedene Teesorten aus.

DER NATÜRLICH-ESSER

Gesund und natürlich – so liebt es der Natürlich-Esser. Dabei soll es auch schmecken, klar. Aber die Gesundheit steht an erster Stelle. Ökologische Correctness, Fair Trade, Vollwertkost, Bio-Lebensmittel, regionale und saisonale Produkte prägen seinen Ernährungsstil. Der Natürlich-Esser ist zumeist weiblich, gebildet und urban.

DAS MACHT IHN AUS

Diesem Esstyp geht es immer auch um das große Ganze und die Erhaltung von Natur und Umwelt. Selbstverständlich ist er gut informiert über Ernährungstrends und kennt sich mit vielen Fragen des gesunden Lebens bestens aus. Der Anteil an Vegetariern und Veganern ist bei diesem Typ überproportional hoch. Auch die Mischköstler bzw. Flexitarier unter ihnen reduzieren den Fleisch- und Fischkonsum auf ein Mindestmaß. Selbst wenn dieser Naturfan beruflich stark eingespannt ist, nimmt er sich systematisch Zeit für seine Einkaufsrunden im Bio-Supermarkt und/oder auf dem Wochenmarkt. Beliebt sind bei diesem Typ auch die Ökokisten, die im Internet bei regionalen Bauernhöfen bestellt werden können und nach Hause geliefert werden. Das tägliche frische Zubereiten von Mahlzeiten gehört zum Alltag des Natürlich-Essers. Hier lässt er sich gern von Weltküchen wie der asiatischen oder mediterranen inspirieren. Auch sogenannte »Ohne-« oder »Besseresser« trifft man bei diesem Esstyp vermehrt an. Das sind Menschen, die durch Weglassen von Laktose oder Gluten ohne medizinische Notwendigkeit scheinbar gesundheitliche Vorteile erleben.

MASSNAHMEN FÜR IHREN AKTIONSPLAN

Ich erhöhe den Gemüseanteil bei jedem Essen.
Oft ist aufgrund der zahlreichen Vollkornprodukte der Kohlenhydratanteil der Gerichte zu hoch. Achten Sie darauf, mittags und abends den halben Teller mit Gemüse oder Salat zu füllen. Kohlenhydrate bekommen ab jetzt nur noch maximal 20 Prozent Platz auf Ihrem Teller.

Ich achte auf ausreichend gesunde Fette.
Von hochwertigen Ölen und Fetten darf es ruhig mehr sein, sie verzögern die Verdauung, halten satt und verhindern Arterienverkalkung und Krebs. Deshalb gilt: morgens, mittags und abends einen Esslöffel Olivenöl, Leinöl oder Walnussöl oder mittags stattdessen zehn Nüsse (Mandeln, Pistazien, Walnüsse).

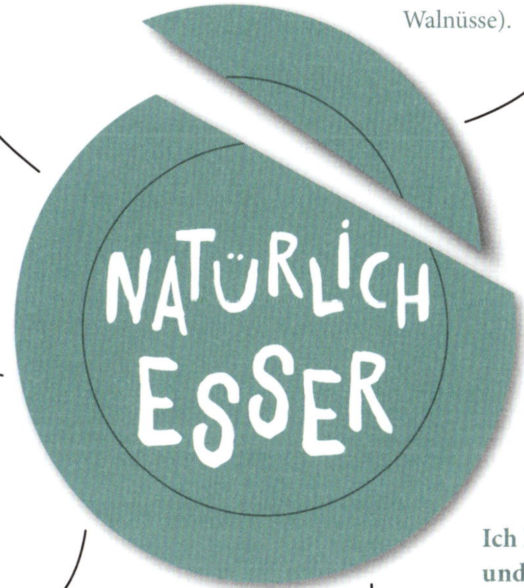

Ich lasse Zwischenmahlzeiten weg und halte eine Esspause von vier bis fünf Stunden ein.
Der Natürlich-Esser wähnt sich mit gesunden Snacks und Obst auf der sicheren Seite. Aber auch die enthalten (Frucht-)Zucker. Daher besser ganz auf Zwischenmahlzeiten verzichten.

Ich achte auf meinen Eiweißbedarf. Dazu wähle ich hochwertige tierische und pflanzliche Quellen.
Die Proteinportion auf Ihrem Teller hält Sie lange satt und schützt die Muskeln.

Ich plane drei sättigende Hauptmahlzeiten pro Tag.
Essen Sie sich dreimal am Tag mit gesunden Lebensmitteln in der richtigen Zusammensetzung nach dem Tellerprinzip (S. 40) satt. So fällt es Ihnen leicht, zwischendurch nicht zu snacken.

Ich entwickle eine Strategie gegen Heißhunger.
Falls der Heißhunger doch mal zuschlägt, ein großes Glas Wasser trinken, Möhren oder Gurkenscheiben essen, sich mit ein paar Nüssen stärken oder einen kleinen Becher Magerquark mit einem Esslöffel Olivenöl und Kräutern verrühren und genießen.

DER KALORIENSPARER

Er isst alles, was schlank macht, weiß alles über aktuelle Abnehmtrends und hat von Low Fat über Trennkost bis Rohkostfasten schon jede Diät durchexerziert. Leider hat dieser Esstyp eher wenig Freude am Leben, weil Essen in erster Linie mit Verboten belastet ist. In dieser Kategorie finden sich zahlreiche Frauen und zunehmend junge Männer.

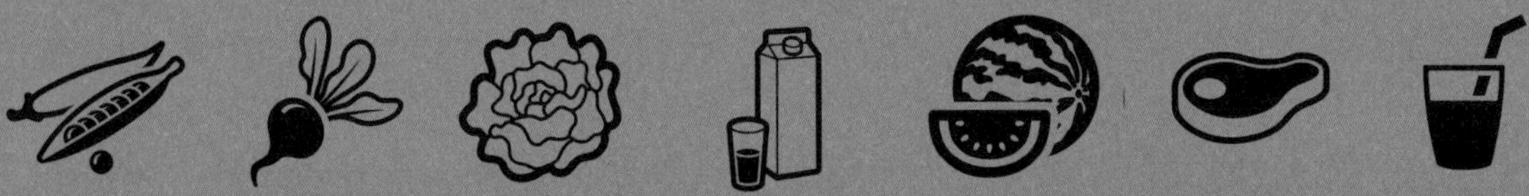

DAS MACHT IHN AUS

Dieser Ernährungstyp entspringt unserer modernen Überflussgesellschaft. Natürlich ist für den Kaloriensparer auch die Gesundheit wichtig – aber absolute Priorität hat das Kaloriensparen. Deshalb gelten bei der Nahrungsauswahl glasklare Kriterien: Es wird nur das gegessen, was wenig Fett und Kalorien enthält. Natürlich sollen die Lebensmittel auch noch gesund sein, weshalb der Fokus ebenso auf dem Verzehr von vitamin- und ballaststoffreichen Produkten liegt. Der Kaloriensparer isst reichlich Gemüse. Grundsätzlich spielt Essen eine sehr große Rolle im Leben dieses Esstyps, allerdings eher in dem negativen Kontext, dass Ernährung ein Feind ist, der nichts anderes vorhat, als einen klammheimlich dick zu machen. Es liegt auf der Hand, dass die Auswahlkriterien des Kaloriensparers beim Einkaufen und Essen starken Einflüssen aus der Nahrungsmittelindustrie unterliegen. Ständig wechselnde Berichte über die richtigen Lebensmittel und Diäten machen es diesem Ernährungstyp immer schwerer, sich zu orientieren. Im Zweifel greift er dann doch zu den fettreduzierten und Lightprodukten – Hauptsache, wenig Kalorien und Essen ohne Reue.

MASSNAHMEN FÜR IHREN AKTIONSPLAN

Ich verzichte auf Diäten!
Nur eine langfristige Ernährungsumstellung führt zum Erfolg. Diäten machen dick und das Leben schwer. Versuchen Sie daher, das Kalorienzählen zu beenden.

Ich setze auf satt machende Lebensmittel.
Viel Gemüse, Fleisch, Fisch, viele Milchprodukte, Eier und Hülsenfrüchte, wenig Kohlenhydrate und Süßes. Der kalorienarme Salat ohne Eiweiß macht nicht satt und führt zu Heißhunger. Wenn Sie zu den richtigen Lebensmitteln greifen, sind die Kalorien egal!

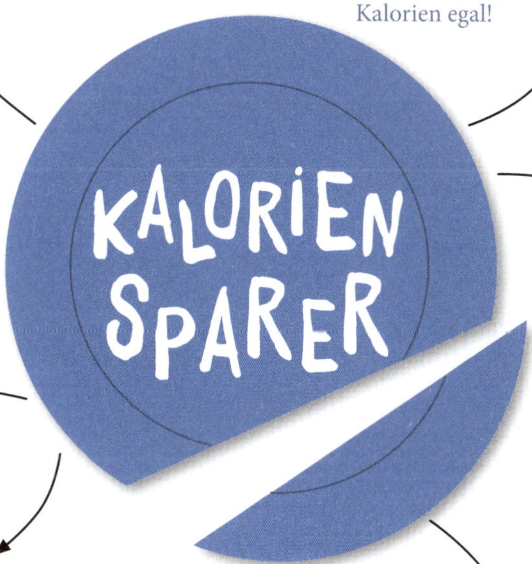

Ich setze kleine, machbare Ziele.
Zwei »normale« Esstage pro Woche planen und dieses Prinzip mit der Zeit ausweiten. Schlechte Gefühle durch übermäßige Essverbote kompensieren Sie nicht durch Essen, sondern Sie essen sich dreimal am Tag satt.

Ich verzichte auf Lightprodukte.
Das sind Mogelpackungen, denen der Geschmacksträger Fett fehlt. Statt Fett kann der Hersteller umso mehr Zucker und Kohlenhydrate verwenden. Auch Süßstoffe sind keine Lösung, denn auf lange Sicht steigen Gewicht, BMI und Bauchumfang mit regelmäßigem Süßstoffverzehr. Und: Süßstoffe helfen nicht dabei, sich den Süßgeschmack abzugewöhnen.

Statt Kalorien zähle ich das sättigende Eiweiß.
Die Tabelle auf S. 45 bietet Ihnen eine praktische Übersicht, welche Lebensmittel besonders proteinreich sind. Berechnen Sie auf S. 44 Ihren Proteinbedarf und suchen Sie dann nach Herzenslust aus, was Sie davon mögen. Erhöhen Sie außerdem den Gemüseanteil bei den Mahlzeiten.

Ich plane jede Woche einen Genusstag ein.
An diesem Schlemmertag ist alles erlaubt (dreimal täglich)!

Ich esse ab heute gern.
Essen ist eine Kulturtugend und versorgt Sie mit lebensnotwendiger Energie. Man kann es in aller Ruhe genießen.

DER GEWOHNHEITSESSER

»Ich bin süchtig nach Schokolade! Was soll ich tun?« Diesen Hilferuf hören wir oft. Dabei handelt es sich hier nicht um eine Sucht im eigentlichen Sinne, sondern um Verhaltensmuster. Der Gewohnheitsesser ist deshalb kein eigenständiger Esstyp, denn eine Art Verhaltenssucht kann sich auch bei jedem anderen Esstyp einschleichen.

DAS MACHT IHN AUS

In unserer Praxis lernen wir viele Menschen kennen, die von Verhaltenssüchten getrieben sind. Sie mischen sich mit den anderen Esstypen und machen ihnen das Leben schwer. Ob mit Süßigkeiten, Käsebroten, Chips, Erdnüssen oder ein paar Gläsern Weißwein. Alles, was zuckrig und fettig ist, gehört zu den »Suchtstoffen«. Woran das liegt? Weil es schön dick macht und die Lust darauf in unserem Erbgut schlummert. Trotzdem sind wir diesem Erbe nicht hilflos ausgeliefert. Erst wenn sich diese Verhaltenssüchte ständig wiederholen, schleifen sie sich ein und sind unserem bewussten Zugriff kaum mehr zugänglich. Dann »treibt« es einen magisch zur Süßigkeitenbox oder zur Chipstüte oder zur Weinflasche, die alle eine unangenehme Eigenschaft haben. Sie fördern Übergewicht, beruhigen aber zugleich und heben kurzzeitig die Stimmung, weil sie tief zufrieden machen. So kann sich ein Essverhalten derart ins Gehirn graben wie der Grand Canyon in die Erde. Der Ablauf wirkt dann fast wie eine Sucht. Das Großhirn wird dabei geradezu kaltgestellt. Es meldet sich höchstens nach der Orgie wieder mit schlechtem Gewissen.

MASSNAHMEN FÜR IHREN AKTIONSPLAN

Es helfen alle bei den vorigen vier Esstypen genannten Maßnahmenpakete.
Auch der Gewohnheitsesser sollte darauf achten, dass er genügend Eiweiß und Gemüse isst und Esspausen zwischen den Mahlzeiten einhält.

Kleine Schritte wirken.
Verbieten Sie sich auf keinen Fall von heute auf morgen die Tafel Schokolade, die Sie jeden Nachmittag essen »müssen«. Reduzieren Sie stattdessen die Menge Schritt für Schritt. Tipp: Ein Stück Zartbitterschokolade einfrieren und gefroren auf der Zunge zergehen lassen.

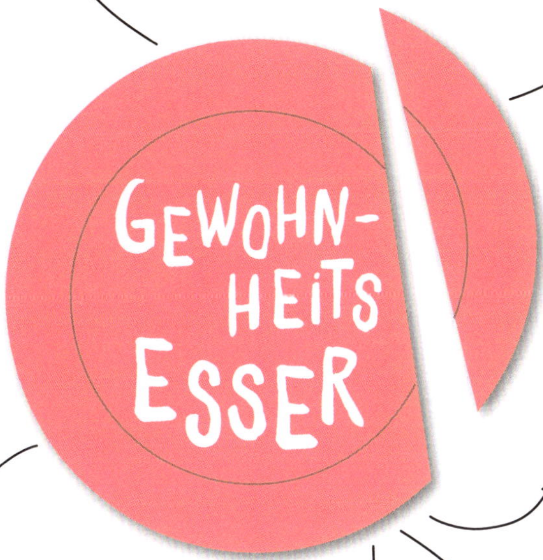

Ich denke mir schöne Ersatzhandlungen aus, die nicht dick machen.
Wenn es nur um Genuss geht, suchen Sie sich einen besonders leckeren Tee oder Kaffee aus, den Sie bewusst zubereiten und genießen. So legen Sie neue Verhaltenssüchte an, die aber schlank halten. Auch andere Ersatzhandlungen sind erlaubt: Wenn Sie Lust auf Fleischsalat haben, telefonieren Sie stattdessen zum Beispiel lieber mit Ihren Freunden.

Ich bin meiner Verhaltenssucht nicht ausgeliefert.
In dem Moment, in dem Sie sich Ihr Essverhalten und seine Gründe bewusst machen, haben Sie schon die Tür geöffnet zum Weg nach draußen. Hinterfragen Sie, was Sie wann gierig und ohne Gegenwehr essen müssen: »Muss das jetzt sein?«, »Warum mache ich das jetzt?« oder »Gibt es Alternativen?«.

Ich esse statt Fleisch einmal pro Woche Hülsenfrüchte.
Es darf auch ein Tofuschnitzel sein. Probieren Sie es aus! Achten Sie jedoch auf gesunde Ersatzprodukte (S. 52)!

Ich reduziere das Naschen.
Wie wäre es statt Schokolade mit einer Kaffeespezialität? Zum Fernsehen abends können Sie sich Gemüse-Rohkost-Sticks machen oder eine Handvoll ungesalzene Nüsse knabbern.

Ich trinke nur noch halb so viel Bier oder Wein – und stattdessen Tee oder aromatisiertes Wasser.
Alkoholfreie Varianten sind leider fast genauso kalorienreich. Aromatisieren Sie das Wasser mit Kräutern, Ingwer oder (TK-)Beeren.

DAS MOTIVIERT MICH

Viel zu häufig werden in unserem Kopf kritische Stimmen laut. Höchste Zeit, sich selbst öfter gut zuzureden. Welche Motivationssprüche passen zu Ihnen? Ergänzen Sie eigene Favoriten nach Belieben!

BELIEVE IN YOURSELF

KLEINE SCHRITTE SIND BESSER ALS KEINE SCHRITTE.

Wenn du fliegen willst, musst du lernen loszulassen.

DON'T GIVE UP!

Jeder Tag ist eine neue CHANCE, das zu tun, was du möchtest.

Es ist immer zu früh, um aufzugeben.

★

GUT GEMACHT!

★

DAS ERNÄHRUNGSTAGEBUCH

Ein wichtiger Bestandteil Ihres Aktionsplans ist Ihr persönliches Ernährungstagebuch. Sie werden hier viel über Ihre Ernährungsweise lernen. Ändern Sie als Erstes, was für Sie den größten Effekt hat.

SO GEHT'S

Auf den folgenden Seiten finden Sie sieben Tagesübersichten zum Ausfüllen. Notieren Sie nun eine Woche lang detailliert alle Mahlzeiten, Snacks und Getränke, die Sie zu sich nehmen – und zwar direkt nach dem Verzehr mit der entsprechenden Uhrzeit. Beachten Sie dabei folgende Aspekte:

- Schätzen Sie den Eiweißgehalt jeder Mahlzeit (Eiweiß-Guide S. 45) – am besten in Gelb notieren. Im Schnitt sollten Sie je nach Körpergewicht 20–30 Gramm Eiweiß pro Mahlzeit essen.
- Markieren Sie mit einer anderen Farbe, zum Beispiel mit Rot, wann immer Sie Brot, Kartoffeln, Reis oder Nudeln gegessen oder gesüßte Getränke getrunken haben.
- Gemüseportionen werden zum Beispiel in Grün notiert, Obst in Orange. Die genauen Grammangaben spielen hier keine Rolle, schreiben Sie »1 Scheibe« oder »1 Handvoll«!
- Notieren Sie jedes Mal, wie es Ihnen vor und nach dem Essen ging. Waren Sie gestresst, müde? Hatten Sie Hunger oder eher nicht?

DIE AUSWERTUNG

Analysieren Sie nach einer Woche Ihre Eintragungen. Vielleicht würden Sie sich nun doch einem anderen Esstyp zuordnen? Falls ja, blättern Sie ruhig noch einmal zurück. Betrachten Sie dann die gewonnenen Erkenntnisse aus Ihrem Ernährungstagebuch. Sie lassen sich als Handlungsanweisungen für Ihren Aktionsplan umsetzen, die Sie in Ihrer Sammlung notieren können (S. 84):

- Essen Sie regelmäßig oder unregelmäßig?

→ **Maßnahme:** Ich esse ab jetzt dreimal täglich.

- Snacken Sie oft zwischendurch?

→ **Maßnahme:** Ich halte ab jetzt Esspausen zwischen den drei Hauptmahlzeiten ein.

- Erreichen Sie die empfohlene Eiweißmenge pro Hauptmahlzeit nicht?

→ **Maßnahme:** Ich optimiere meine Mahlzeiten – zum Beispiel durch etwas Quark oder ein Ei mehr zum Frühstück.

- Nehmen Sie mehr als 35 Gramm Eiweiß pro Mahlzeit zu sich?

→ **Maßnahme:** Ich verringere die Fleisch- und Fischportionen meiner Mahlzeiten.

- Bestehen Ihre Mahlzeiten vor allem aus Kohlenhydraten?

→ **Maßnahme:** Ich lasse bei einer Hauptmahlzeit pro Tag die Kohlenhydrate ganz weg.

- Trinken Sie häufig Alkohol?

→ **Maßnahme:** Ich beschränke den Alkohol auf zwei Tage pro Woche.

- Greifen Sie oft zu zuckerreichen Snacks?

→ **Maßnahme:** Ich kann gut ohne Zucker leben und lasse ihn möglichst weg.

- Essen Sie aus Frust oder Langeweile?

→ **Maßnahme:** Wenn ich mich so fühle, dann beschäftige ich mich mit etwas anderem.

ERNÄHRUNGSTAGEBUCH TAG 1

Datum: _ _ _ _ _ _ _ _ _ _ _ _ _ _ _ _ _

UHRZEIT	ESSEN (Menge und EW-Gehalt)	TRINKEN (Menge und EW-Gehalt)	ANMERKUNG
			Warum habe ich gegessen? ☐ Hunger ☐ Appetit ☐ Gewohnheit ☐ Stress ☐ Sonstiges: .... **Danach war ich:** ☐ satt ☐ übersättigt ☐ hungrig
			Warum habe ich gegessen? ☐ Hunger ☐ Appetit ☐ Gewohnheit ☐ Stress ☐ Sonstiges: .... **Danach war ich:** ☐ satt ☐ übersättigt ☐ hungrig
			Warum habe ich gegessen? ☐ Hunger ☐ Appetit ☐ Gewohnheit ☐ Stress ☐ Sonstiges: .... **Danach war ich:** ☐ satt ☐ übersättigt ☐ hungrig
			Warum habe ich gegessen? ☐ Hunger ☐ Appetit ☐ Gewohnheit ☐ Stress ☐ Sonstiges: .... **Danach war ich:** ☐ satt ☐ übersättigt ☐ hungrig
			Warum habe ich gegessen? ☐ Hunger ☐ Appetit ☐ Gewohnheit ☐ Stress ☐ Sonstiges: .... **Danach war ich:** ☐ satt ☐ übersättigt ☐ hungrig
			Warum habe ich gegessen? ☐ Hunger ☐ Appetit ☐ Gewohnheit ☐ Stress ☐ Sonstiges: .... **Danach war ich:** ☐ satt ☐ übersättigt ☐ hungrig

ICH HABE HEUTE INSGESAMT .... **GRAMM EIWEISS ZU MIR GENOMMEN.**

BESONDERHEITEN AN DIESEM TAG (z. B. Feste): ....

ERNÄHRUNGSTAGEBUCH TAG 2

Datum: _

UHRZEIT	ESSEN (Menge und EW-Gehalt)	TRINKEN (Menge und EW-Gehalt)	ANMERKUNG
			Warum habe ich gegessen? ☐ Hunger ☐ Appetit ☐ Gewohnheit ☐ Stress ☐ Sonstiges: .... **Danach war ich:** ☐ satt ☐ übersättigt ☐ hungrig
			Warum habe ich gegessen? ☐ Hunger ☐ Appetit ☐ Gewohnheit ☐ Stress ☐ Sonstiges: .... **Danach war ich:** ☐ satt ☐ übersättigt ☐ hungrig
			Warum habe ich gegessen? ☐ Hunger ☐ Appetit ☐ Gewohnheit ☐ Stress ☐ Sonstiges: .... **Danach war ich:** ☐ satt ☐ übersättigt ☐ hungrig
			Warum habe ich gegessen? ☐ Hunger ☐ Appetit ☐ Gewohnheit ☐ Stress ☐ Sonstiges: .... **Danach war ich:** ☐ satt ☐ übersättigt ☐ hungrig
			Warum habe ich gegessen? ☐ Hunger ☐ Appetit ☐ Gewohnheit ☐ Stress ☐ Sonstiges: .... **Danach war ich:** ☐ satt ☐ übersättigt ☐ hungrig
			Warum habe ich gegessen? ☐ Hunger ☐ Appetit ☐ Gewohnheit ☐ Stress ☐ Sonstiges: .... **Danach war ich:** ☐ satt ☐ übersättigt ☐ hungrig

ICH HABE HEUTE INSGESAMT .... **GRAMM EIWEISS ZU MIR GENOMMEN.**

BESONDERHEITEN AN DIESEM TAG (z. B. Feste): ....

ERNÄHRUNGSTAGEBUCH TAG 3

Datum: _________________

UHRZEIT	ESSEN (Menge und EW-Gehalt)	TRINKEN (Menge und EW-Gehalt)	ANMERKUNG
			Warum habe ich gegessen? ☐ Hunger ☐ Appetit ☐ Gewohnheit ☐ Stress ☐ Sonstiges: .... **Danach war ich:** ☐ satt ☐ übersättigt ☐ hungrig
			Warum habe ich gegessen? ☐ Hunger ☐ Appetit ☐ Gewohnheit ☐ Stress ☐ Sonstiges: .... **Danach war ich:** ☐ satt ☐ übersättigt ☐ hungrig
			Warum habe ich gegessen? ☐ Hunger ☐ Appetit ☐ Gewohnheit ☐ Stress ☐ Sonstiges: .... **Danach war ich:** ☐ satt ☐ übersättigt ☐ hungrig
			Warum habe ich gegessen? ☐ Hunger ☐ Appetit ☐ Gewohnheit ☐ Stress ☐ Sonstiges: .... **Danach war ich:** ☐ satt ☐ übersättigt ☐ hungrig
			Warum habe ich gegessen? ☐ Hunger ☐ Appetit ☐ Gewohnheit ☐ Stress ☐ Sonstiges: .... **Danach war ich:** ☐ satt ☐ übersättigt ☐ hungrig
			Warum habe ich gegessen? ☐ Hunger ☐ Appetit ☐ Gewohnheit ☐ Stress ☐ Sonstiges: .... **Danach war ich:** ☐ satt ☐ übersättigt ☐ hungrig

ICH HABE HEUTE INSGESAMT .... **GRAMM EIWEISS ZU MIR GENOMMEN.**

BESONDERHEITEN AN DIESEM TAG (z. B. Feste): ....

ERNÄHRUNGSTAGEBUCH TAG 4

Datum: _ _ _ _ _ _ _ _ _ _ _ _ _ _ _ _ _

UHRZEIT	ESSEN (Menge und EW-Gehalt)	TRINKEN (Menge und EW-Gehalt)	ANMERKUNG
			Warum habe ich gegessen? ☐ Hunger ☐ Appetit ☐ Gewohnheit ☐ Stress ☐ Sonstiges: .... **Danach war ich:** ☐ satt ☐ übersättigt ☐ hungrig
			Warum habe ich gegessen? ☐ Hunger ☐ Appetit ☐ Gewohnheit ☐ Stress ☐ Sonstiges: .... **Danach war ich:** ☐ satt ☐ übersättigt ☐ hungrig
			Warum habe ich gegessen? ☐ Hunger ☐ Appetit ☐ Gewohnheit ☐ Stress ☐ Sonstiges: .... **Danach war ich:** ☐ satt ☐ übersättigt ☐ hungrig
			Warum habe ich gegessen? ☐ Hunger ☐ Appetit ☐ Gewohnheit ☐ Stress ☐ Sonstiges: .... **Danach war ich:** ☐ satt ☐ übersättigt ☐ hungrig
			Warum habe ich gegessen? ☐ Hunger ☐ Appetit ☐ Gewohnheit ☐ Stress ☐ Sonstiges: .... **Danach war ich:** ☐ satt ☐ übersättigt ☐ hungrig
			Warum habe ich gegessen? ☐ Hunger ☐ Appetit ☐ Gewohnheit ☐ Stress ☐ Sonstiges: .... **Danach war ich:** ☐ satt ☐ übersättigt ☐ hungrig

ICH HABE HEUTE INSGESAMT .... **GRAMM EIWEISS ZU MIR GENOMMEN.**

BESONDERHEITEN AN DIESEM TAG (z. B. Feste): ....

ERNÄHRUNGSTAGEBUCH TAG 5

Datum: _ _ _ _ _ _ _ _ _ _ _ _ _ _ _ _ _

UHRZEIT	ESSEN (Menge und EW-Gehalt)	TRINKEN (Menge und EW-Gehalt)	ANMERKUNG
			Warum habe ich gegessen? ☐ Hunger ☐ Appetit ☐ Gewohnheit ☐ Stress ☐ Sonstiges: .... **Danach war ich:** ☐ satt ☐ übersättigt ☐ hungrig
			Warum habe ich gegessen? ☐ Hunger ☐ Appetit ☐ Gewohnheit ☐ Stress ☐ Sonstiges: .... **Danach war ich:** ☐ satt ☐ übersättigt ☐ hungrig
			Warum habe ich gegessen? ☐ Hunger ☐ Appetit ☐ Gewohnheit ☐ Stress ☐ Sonstiges: .... **Danach war ich:** ☐ satt ☐ übersättigt ☐ hungrig
			Warum habe ich gegessen? ☐ Hunger ☐ Appetit ☐ Gewohnheit ☐ Stress ☐ Sonstiges: .... **Danach war ich:** ☐ satt ☐ übersättigt ☐ hungrig
			Warum habe ich gegessen? ☐ Hunger ☐ Appetit ☐ Gewohnheit ☐ Stress ☐ Sonstiges: .... **Danach war ich:** ☐ satt ☐ übersättigt ☐ hungrig
			Warum habe ich gegessen? ☐ Hunger ☐ Appetit ☐ Gewohnheit ☐ Stress ☐ Sonstiges: .... **Danach war ich:** ☐ satt ☐ übersättigt ☐ hungrig

ICH HABE HEUTE INSGESAMT .... **GRAMM EIWEISS ZU MIR GENOMMEN.**

BESONDERHEITEN AN DIESEM TAG (z. B. Feste): ....

ERNÄHRUNGSTAGEBUCH TAG 6

Datum: _________________

UHRZEIT	ESSEN (Menge und EW-Gehalt)	TRINKEN (Menge und EW-Gehalt)	ANMERKUNG
			Warum habe ich gegessen? ☐ Hunger ☐ Appetit ☐ Gewohnheit ☐ Stress ☐ Sonstiges: .... **Danach war ich:** ☐ satt ☐ übersättigt ☐ hungrig
			Warum habe ich gegessen? ☐ Hunger ☐ Appetit ☐ Gewohnheit ☐ Stress ☐ Sonstiges: .... **Danach war ich:** ☐ satt ☐ übersättigt ☐ hungrig
			Warum habe ich gegessen? ☐ Hunger ☐ Appetit ☐ Gewohnheit ☐ Stress ☐ Sonstiges: .... **Danach war ich:** ☐ satt ☐ übersättigt ☐ hungrig
			Warum habe ich gegessen? ☐ Hunger ☐ Appetit ☐ Gewohnheit ☐ Stress ☐ Sonstiges: .... **Danach war ich:** ☐ satt ☐ übersättigt ☐ hungrig
			Warum habe ich gegessen? ☐ Hunger ☐ Appetit ☐ Gewohnheit ☐ Stress ☐ Sonstiges: .... **Danach war ich:** ☐ satt ☐ übersättigt ☐ hungrig
			Warum habe ich gegessen? ☐ Hunger ☐ Appetit ☐ Gewohnheit ☐ Stress ☐ Sonstiges: .... **Danach war ich:** ☐ satt ☐ übersättigt ☐ hungrig

ICH HABE HEUTE INSGESAMT .... GRAMM EIWEISS ZU MIR GENOMMEN.

BESONDERHEITEN AN DIESEM TAG (z. B. Feste): ....

ERNÄHRUNGSTAGEBUCH TAG 7

Datum: _________________

UHRZEIT	ESSEN (Menge und EW-Gehalt)	TRINKEN (Menge und EW-Gehalt)	ANMERKUNG
			Warum habe ich gegessen? ☐ Hunger ☐ Appetit ☐ Gewohnheit ☐ Stress ☐ Sonstiges: …… **Danach war ich:** ☐ satt ☐ übersättigt ☐ hungrig
			Warum habe ich gegessen? ☐ Hunger ☐ Appetit ☐ Gewohnheit ☐ Stress ☐ Sonstiges: …… **Danach war ich:** ☐ satt ☐ übersättigt ☐ hungrig
			Warum habe ich gegessen? ☐ Hunger ☐ Appetit ☐ Gewohnheit ☐ Stress ☐ Sonstiges: …… **Danach war ich:** ☐ satt ☐ übersättigt ☐ hungrig
			Warum habe ich gegessen? ☐ Hunger ☐ Appetit ☐ Gewohnheit ☐ Stress ☐ Sonstiges: …… **Danach war ich:** ☐ satt ☐ übersättigt ☐ hungrig
			Warum habe ich gegessen? ☐ Hunger ☐ Appetit ☐ Gewohnheit ☐ Stress ☐ Sonstiges: …… **Danach war ich:** ☐ satt ☐ übersättigt ☐ hungrig
			Warum habe ich gegessen? ☐ Hunger ☐ Appetit ☐ Gewohnheit ☐ Stress ☐ Sonstiges: …… **Danach war ich:** ☐ satt ☐ übersättigt ☐ hungrig

ICH HABE HEUTE INSGESAMT …… **GRAMM EIWEISS ZU MIR GENOMMEN.**

BESONDERHEITEN AN DIESEM TAG (z. B. Feste): ……

DAS TELLERPRINZIP

Das sogenannte »Tellerprinzip« ist ein wichtiges Instrument der 20:80-Methode. Damit ist die optimale Verteilung der Hauptnährstoffe Eiweiß, Fette und Kohlenhydrate bei jeder Mahlzeit gemeint.

WAS STECKT DAHINTER

Das Prinzip beruht auf verschiedenen, wissenschaftlichen Erkenntnissen. Studien haben zum Beispiel ergeben, dass sich ein hoher Gemüsekonsum nachweislich positiv auf die Gesundheit auswirkt und ein perfekter Abnehmhelfer ist. Die Effekte sind vielfältig: Der Verzehr von Gemüse beugt unter anderem Herz-Kreislauf-Erkrankungen, Adipositas und Bluthochdruck vor. Gemüse enthält außerdem Ballaststoffe und schmeckt daher auch dem Darm besonders gut – dem Zentrum unseres Immunsystems. Zudem ist Gemüse reich an sekundären Pflanzenstoffen, die mit einem geringeren Risiko für Krebserkrankungen assoziiert werden. Fürs Abnehmen äußerst praktisch: Gemüse füllt den Magen, macht satt und hat gleichzeitig eine geringe Energiedichte. Aus diesen Gründen sollte der Teller mittags und abends stets zur Hälfte mit Gemüse oder Salat gefüllt sein. Idealerweise essen Sie 500 bis 600 Gramm Gemüse am Tag.

Im Zentrum: die richtige Eiweißmenge

Ein weiterer Star auf Ihrem Teller ist das Eiweiß. In der optimalen Menge für Ihr Körpergewicht (wie Sie diese Menge berechnen, erfahren Sie auf S. 44) sind Proteine ideale Sattmacher und ein wichtiger Baustein für die Muskulatur. Knapp ein Drittel des Tellers füllen Sie daher mit Hülsenfrüchten, Eiern, Milchprodukten (Joghurt, Quark, Käse), Fleisch, Fisch oder Sojaprodukten (Tofu).

Intelligent wählen bei Kohlenhydraten

Kohlenhydrate nehmen hingegen nur wenig Platz auf Ihrem Teller ein: Ein Fünftel darf aus Brot, Nudeln, Reis oder Kartoffeln bestehen – am besten in der Vollkornvariante, denn dann liefern sie dem Körper Ballaststoffe. Ersetzen Sie nach und nach Brot, Reis, Nudeln und Kartoffeln durch Gemüse, um sich an die Reduktion von Kohlenhydraten zu gewöhnen: zum Beispiel ein bis zwei Kartoffeln weniger, dafür mehr Brokkoli oder Zucchini. Welche Kohlenhydrate besonders wertvoll sind und welche Carbs Sie weglassen sollten, lesen Sie auf S. 48. Kombinieren Sie die Lebensmittel mit hochwertigen Pflanzenölen und Nüssen – diese zählen zu den guten Fetten (S. 50).

FÜR IHREN AKTIONSPLAN

Beim 20:80-Prinzip ist es wichtig, dass Sie nach dem Essen satt und zufrieden sind. Idealerweise sollte Ihr Teller daher so aussehen wie rechts dargestellt. Im Moment ist Ihr Teller noch ganz anders gefüllt? Kein Problem: Nach und nach werden Sie das ändern. Notieren Sie sich am besten in Ihrer Maßnahmensammlung (S. 84), was Sie verbessern könnten. Zum Beispiel: Ich esse zu jeder Mahlzeit mehr Gemüse.

DER PERFEKTE TELLER

Auf den letzten Seiten haben Sie Ihre Ernährung genau betrachtet. Ziehen Sie eine erste Bilanz. Wie sieht die Verteilung auf Ihrem Teller aus? Schätzen Sie die ungefähren Mengen der gesamten letzten Woche ab.

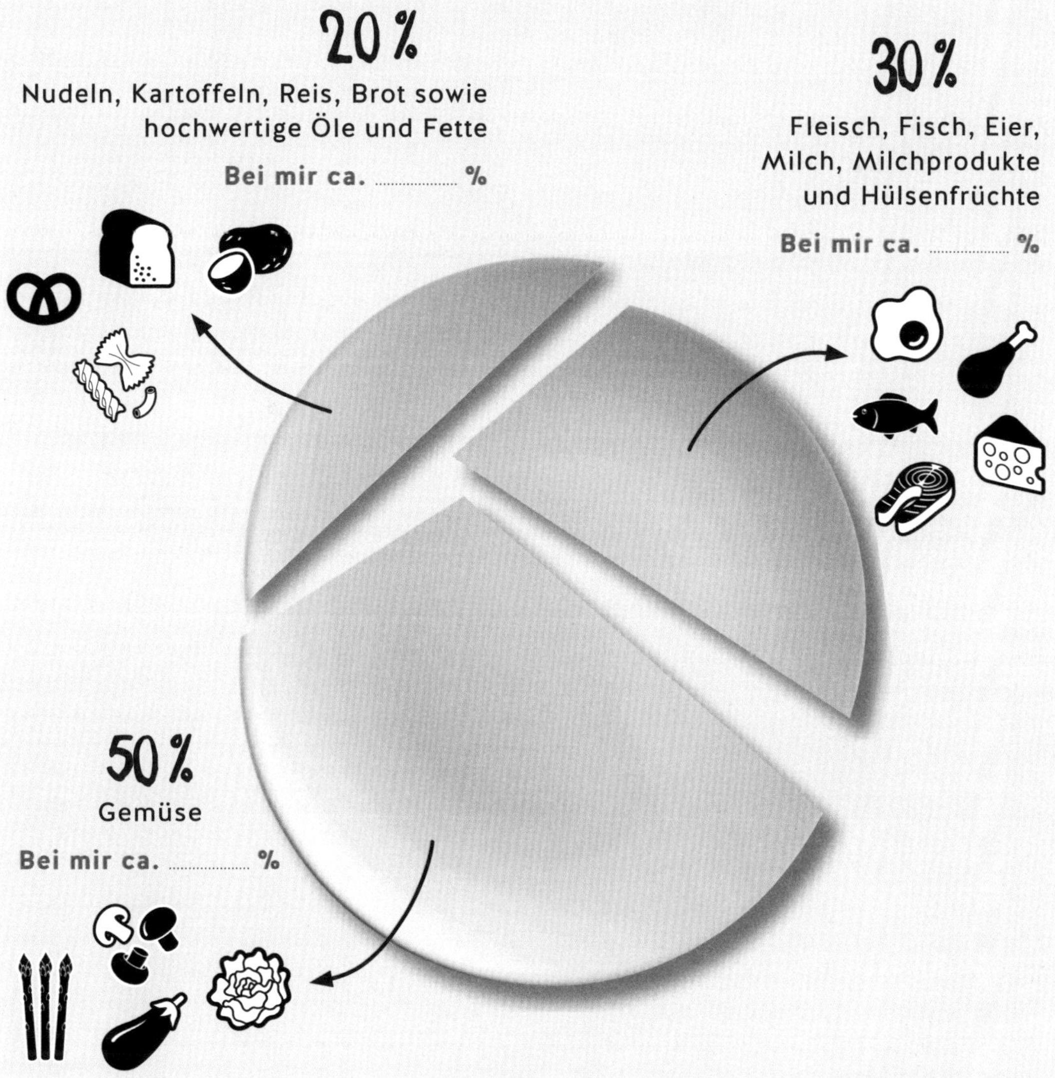

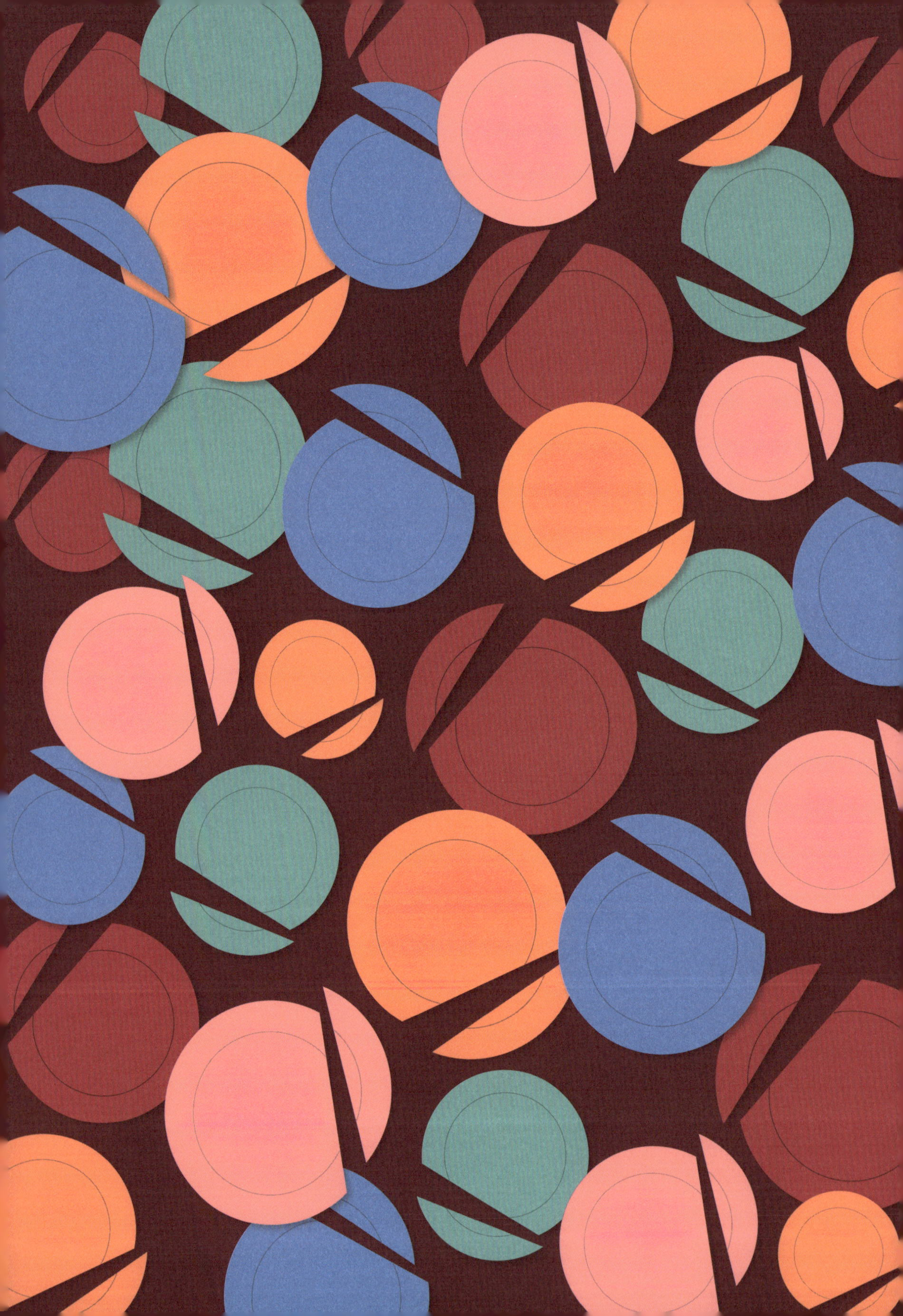

FOOD-WISSEN

KNOW-HOW ZUM DURCHSTARTEN

Worauf es beim Essen wirklich ankommt? Wir verraten Ihnen die wichtigsten Food Facts rund um Eiweiß, Kohlenhydrate, Fette und Co. Mit diesem smarten Wissen im Gepäck sind Sie bestens dafür gewappnet, Ihr Leben langfristig auf gesund und schlank umzuprogrammieren.

SATTMACHER EIWEISS

Dieser Nährstoff ist der Schlüssel des 20:80-Prinzips. Der Eiweißbedarf eines gesunden Menschen liegt bei 1–1,2 Gramm pro Kilogramm Normalgewicht. Jede der drei Hauptmahlzeiten sollte 20 bis 30 Gramm reines Eiweiß enthalten.

ABNEHMEN MIT EIWEISS

Wenn wir Eiweiß essen, macht uns das gleich für mehrere Stunden statt. Brandneue Forschungsergebnisse zeigen sogar, dass Eiweiß bestimmte Darmhormone aktiviert, die dem Gehirn Sättigung signalisieren – die Inkretine. Zusätzlich verursacht Eiweiß ein stärkeres Durstempfinden, was ebenfalls die Sättigung fördert. Proteine beeinflussen den Insulinspiegel außerdem kaum und verhindern daher Süßhunger. Bei der Verdauung von Eiweiß verbraucht der Körper sogar noch extra Energie, denn beim Ab- und Umbau von Proteinen erwärmt sich der Organismus, und diese Wärme wird nach außen abgegeben. Die Bausteine der Proteine, die sogenannten Aminosäuren, werden außerdem zum Aufbau von Muskulatur benötigt. Und diese sind wichtige Verbündete beim Abnehmen: Jedes Pfund Muskulatur verbraucht rund um die Uhr zusätzliche Energie und weit mehr als jedes Pfund Fett am Körper. Bei 20:80 steht daher der Eiweißverzehr im Fokus. Und zwar in der idealen Menge, denn ein Zuviel an Eiweiß ist kontraproduktiv. Kann der Körper es nicht mehr sinnvoll in Muskeleiweiß oder andere Körperbestandteile verbauen, wird es in Speicherfett umgewandelt.

GUTE LIEFERANTEN

Um Ihren Eiweißbedarf zu optimieren, können Sie zum Beispiel beim Frühstück mit einem Ei, 250 Millilitern Milch und zehn Gramm Käse starten. Zum Mittag- und Abendessen können Sie 100–200 Gramm Fleisch, Fisch, Käse oder hochwertiges pflanzliches Eiweiß aus Hülsenfrüchten (auch Tofu) und Nüssen verzehren. Durch den Verzehr von pflanzlichen Proteinen kommen auch Vegetarier und Veganer problemlos auf ihren Eiweißbedarf.

SO ERMITTELN SIE IHREN EIWEISSBEDARF

1. Zuerst berechnen Sie Ihr Normalgewicht, dieses gibt Ihren persönlichen Eiweißbedarf vor: Ihre Körpergröße in Metern im Quadrat multipliziert mit 25 ergibt das Normalgewicht. Zum Beispiel: (1,68 × 1,68) × 25 = ca. 70 Kilogramm.
2. Daraus ergibt sich Ihr persönlicher Eiweißbedarf: 70 × 1,2 g = ca. 84 g Eiweiß pro Tag.
3. Dann rechnen Sie Ihre individuelle Eiweißration pro Mahlzeit aus, indem Sie den täglichen Eiweißbedarf durch 3 teilen (Frühstück, Mittag-, Abendessen): 84 g : 3 = ca. 28 g. Nehmen Sie in Ihren Aktionsplan auf, dass Sie Ihren persönlichen Eiweißbedarf bei jeder Mahlzeit beachten.

DER PRAKTISCHE EIWEISS-GUIDE

In der Tabelle sind zahlreiche Lebensmittel mit ihrem Eiweißgehalt pro 100 g Lebensmittel aufgelistet. So sehen Sie auf einen Blick, was Ihr Protein-Konto erhöht und wie Sie Ihre Mahlzeiten mit Eiweiß ergänzen können.

LEBENSMITTEL	EIWEISS-GEHALT PRO 100 G
PILZE, GETREIDE UND PRODUKTE DARAUS	
Bulgur, roh	2,5 g
Couscous, roh	2,5 g
Champignons, roh	2,7 g
Steinpilze, roh	5,4 g
Naturreis, roh	7,2 g
Vollkornbrot, Roggen	7,3 g
Buchweizen, roh	9,1 g
Hirse, roh	9,8 g
Haferflocken, Vollkorn	12,5 g
Vollkornnudeln, roh	13,0 g
Quinoa, roh	13,8 g
Amarant, roh	14,6 g
HÜLSENFRÜCHTE UND PRODUKTE DARAUS	
Sojadrink, ungesüßt	3,3 g
Sojasprossen	5,8 g
Kidneybohnen (Dose)	6,9 g
Kichererbsen (Dose)	7,5 g
Tofu	14,0 g
weiße Bohnen, roh	21,1 g
Erbsen, roh	22,9 g
Nudeln aus Hülsenfrüchten	23,0 g
Linsen, roh	23,5 g
Sojabohnen, roh	34,9 g
SAMEN UND NÜSSE	
Haselnusskerne	12,0 g
Pinienkerne	13,0 g
Walnusskerne	14,4 g
Chia-Samen	16,5 g
Mandeln	18,7 g
Pistazienkerne	20,8 g
Sonnenblumenkerne	22,5 g
Leinsamen	24,4 g
Kürbiskerne	24,4 g

LEBENSMITTEL	EIWEISS-GEHALT PRO 100 G
EIER UND FLEISCH	
Hühnerei	11,6 g
Schweinefilet (Muskelfleisch, ohne Fett)	21,5 g
Geflügel (Brustfilet, mit Haut)	22,2 g
Rinderlende (Steak)	22,4 g
SALZ- UND SÜSSWASSERFISCHE	
Scholle	17,1 g
Kabeljau	17,7 g
Hering	18,2 g
Seelachs	18,3 g
Garnelen (küchenfertig)	18,6 g
Makrele	18,7 g
Zander	19,2 g
Forelle	19,5 g
Lachs, frisch	19,9 g
Lachs, geräuchert	28,5 g
MILCH UND PRODUKTE DARAUS	
Mandeldrink, ungesüßt	0,4 g
saure Sahne (10 % Fett)	3,1 g
Kefir	3,3 g
Kuhmilch (3,5 % Fett)	3,3 g
Joghurt (1,5 % Fett)	3,4 g
Buttermilch	3,5 g
Schnittkäse (Gouda, 40 % Fett)	11,0 g
Frischkäse (20 % Fett)	13,2 g
Magerquark	13,5 g
körniger Frischkäse (Hüttenkäse)	13,6 g
Skyr	16,5 g
Mozzarella (45 % Fett)	18,6 g
Parmesan	33,5 g

(Quelle: Die große GU Nährwert-Kalorien-Tabelle, 2016/2017)

HEALTHY-FOOD-HACKS –
TIPPS UND TRICKS

Wer langfristig von einer gesunden Ernährung profitieren will, sollte dazu öfter mal über den Tellerrand gucken: Probieren Sie einfach aus, welche »Hacks« Ihnen am besten schmecken.

GRÜNE FATBURNER

Obst und Gemüse füllen den Magen und sind reich an sekundären Pflanzenstoffen und Ballaststoffen – absolute Vielseiter mit einer enormen Aromenvielfalt. Alle sind unverzichtbar für eine gesunde Ernährung, ein paar Kandidaten haben jedoch noch mehr drauf. Diese zehn regen nämlich aufgrund bestimmter Inhaltsstoffe auch die Fettverbrennung an: Brokkoli, Chili, Grapefruit, Tomaten, Spargel, Spinat, Staudensellerie, säuerliche Äpfel, Beeren und Zitronen.

MAGENFÜLLER

Steigern Sie das Volumen auf Ihrem Teller durch wasserhaltiges Gemüse wie Gurken, Tomaten oder Salat – das spart bis zu 500 Kilokalorien pro Mahlzeit.
Das Tolle daran: Man hat nie das Gefühl, dass einem etwas fehlt, weil die Magendehnung dem Gehirn ein Sättigungssignal gibt. Wenn Sie diese Gewohnheit beibehalten, kann das nachweislich zu einem Gewichtsverlust von acht Kilogramm pro Jahr führen.

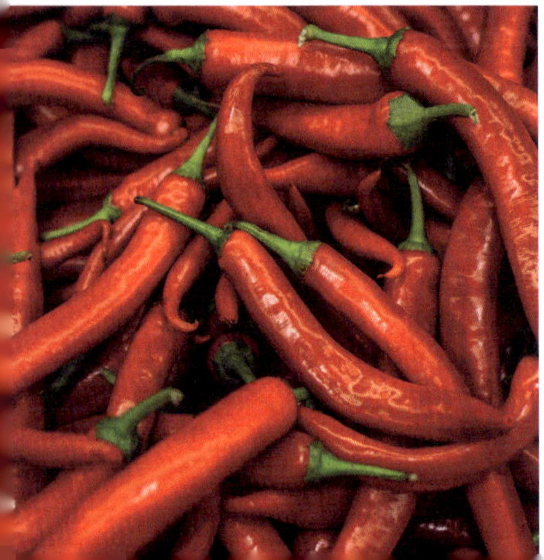

HEISSHUNGER-SOS

Mit dem 20:80-Prinzip essen Sie sich dreimal täglich satt. Dadurch verhindern Sie die gefürchteten Heißhungerattacken, den Erzfeind jeder Diät. Falls Sie aber doch einmal die Lust nach Hochkalorischem packt, weil Sie sich an Ihren neuen Rhythmus noch nicht gewöhnt haben, helfen Ihnen diese Notfalltipps: Nüsse oder Rohkost-Sticks knabbern, Naturjoghurt, Hüttenkäse, Magerquark, hart gekochte Eier, Thunfisch oder Räucherlachs essen oder viel trinken.

OPTISCHE HILFE

Essen Sie von kleinen Tellern. Denn wir sind konditioniert darauf, immer alles schön leer zu essen. Und falls möglich, trennen Sie die Bestandteile etwas: Erst gibt es das Gemüse, dann das Eiweiß wie Fleisch, Fisch oder Gemüse – das sind die beiden Sattmacher. Trinken ist erlaubt. Wenn Sie danach noch Appetit haben, aber auch nur dann (!), gibt es die bekannten Sättigungsbeilagen wie Kartoffeln, Brot oder Nudeln.

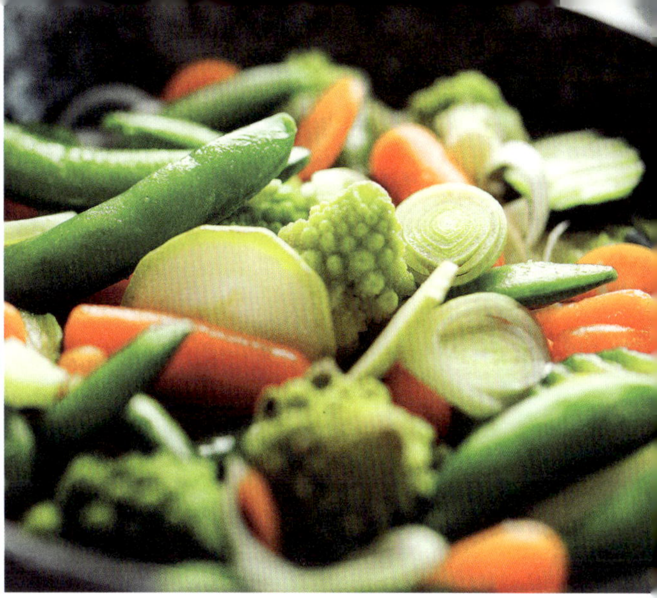

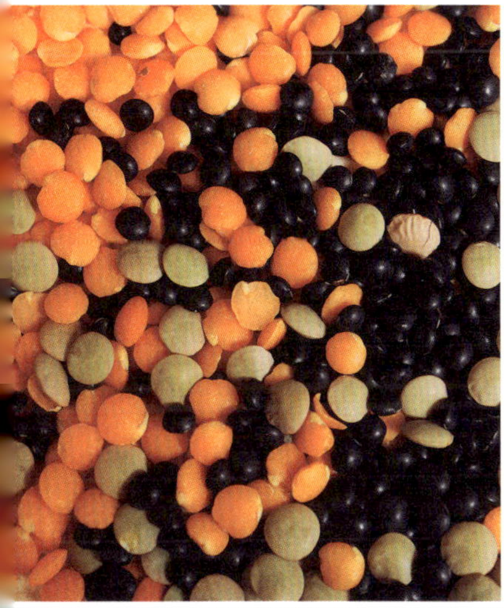

EI-ALTERNATIVEN

Das Ei hat mit 6,5 Gramm Eiweiß pro Stück (ca. 60 Gramm bei Größe M, das entspricht 11,6 Gramm Eiweiß pro 100 Gramm) das hochwertigste Nahrungseiweiß zu bieten – keine Frage. Aber es gibt durchaus auch tolle Alternativen: Linsen toppen das Ei mit 23,5 Gramm Eiweiß pro 100 Gramm. Kürbiskerne und Hähnchenbrustfilet haben fast doppelt so viel zu bieten wie Eier. Skyr macht mit 16,5 Gramm Eiweiß pro 100 Gramm eine gute Figur. Das Plus von Pflanzenprotein: Linsen und Nüsse bringen neben Eiweiß auch noch jede Menge Ballaststoffe mit.

RESISTENTE STÄRKE

Kartoffeln sind die reinsten Alleskönner in der Küche. Nach dem Tellerprinzip (S. 40) stehen ihnen allerdings »nur« 20 Prozent pro Mahlzeit zu. Mit einem Trick können Sie bei der Zubereitung aber darauf achten, dass sich der Kaloriengehalt reduziert: Die Kartoffeln schon am Vortag oder mindestens eine Stunde vorher garen, damit sie vollständig abkühlen können. So bildet sich resistente Stärke, die vom Körper nicht verwertet werden kann. Anschließend die Kartoffeln weiterverarbeiten – beispielsweise zu einem Kartoffelsalat mit klarem Dressing (ohne Mayonnaise).

GESUND KNABBERN

Ob über dem Salat, im Müsli oder pur – Samen, Kerne und Nüsse sind vielseitig und lecker. Sie enthalten gesunde Fette, Ballaststoffe sowie sekundäre Pflanzenstoffe und bieten eine prima pflanzliche Eiweißquelle. Die besten: Leinsamen, Sesamsamen, Hanfsamen, Kürbiskerne, Sonnenblumenkerne. Echte Superfoods sind Pistazienkerne, Mandeln und Walnüsse – sie halten satt, wirken gegen Entzündungen und schützen unsere Gefäße.

BEST OF LOW CARB

Per se müssen Sie Kohlenhydrate nicht verteufeln. Aber es kommt durchaus darauf an, welche Carbs Sie konsumieren. »Schnelle« Kohlenhydrate schaden der Figur, »langsame« können ihr hingegen sogar schmeicheln.

ABNEHMTAUGLICHE CARBS

Kohlenhydrate mag unser Körper besonders gerne, weil sie sich sehr schnell aufspalten lassen. Sie sind so eine Art Supertreibstoff für die Muskeln – wenn diese auch betätigt werden – und für das Gehirn. Unterscheiden Sie immer zwischen »schnellen« und »langsamen« Kohlenhydraten. Sogenannte »Slow Carbs« in Gemüse und zuckerarmem Obst sollten bei jeder Mahlzeit dabei sein. Langsam verdaubare Zucker kommen außerdem in Getreide und -produkten, Hülsenfrüchten (Linsen, Bohnen, Erbsen, Kichererbsen), Nüssen, Kernen und Samen vor. Auch die langsam verdaubaren Zucker lassen den Insulinspiegel nach einer Mahlzeit ansteigen, allerdings viel langsamer. Das schont die Bauchspeicheldrüse und sorgt für eine länger anhaltende Sättigung. Die Kohlenhydrate und auch Zucker in Gemüse oder Vollkornprodukten sind daher unbedenklich und für das Abnehmen geeignet. Vitamine, Mineralstoffe, Spurenelemente und sekundäre Pflanzenstoffe machen den Mix, den Gemüse und Salat liefern, zudem kerngesund.

HELDEN FÜR DEN DARM

Die »langsamen« Kohlenhydrate haben einen weiteren Vorteil: Sie sind reich an Ballaststoffen, die unser Darm als Verdauungshelfer mag. Die unverdaulichen Faser- und Quellstoffe regen die Darmbewegung an und machen den Stuhl weicher – so sorgen sie für eine gute Verdauung. Ballaststoffe sind außerdem das ideale Futter für erwünschte Milchsäurebakterien im Darm. Studien haben gezeigt, dass unsere Darmflora eine bedeutsame Rolle bei der Entstehung von Übergewicht spielt: Je einseitiger die mikrobielle Besiedelung im Darm, desto eher neigt man zu Übergewicht. Eine gesunde Darmflora hält uns viele Krankheiten vom Leib, denn sie ist ein zentraler Bestandteil der Immunabwehr. Dem Darm mit Ballaststoffen und Probiotika (z. B. aus Joghurt, Quark, Kefir oder Buttermilch) zu schmeicheln, lohnt sich!

BALLASTSTOFFBEDARF

Die Deutsche Gesellschaft für Ernährung (DGE) empfiehlt für Erwachsene eine Zufuhr von 30 Gramm Ballaststoffen pro Tag. Je nach Verträglichkeit empfehle ich auch gerne mehr. 40 Gramm entsprechen der Ballaststoffaufnahme von Naturvölkern – diese Menge kann deshalb ebenfalls als geeignetes Maß betrachtet werden. Aber der Körper muss sich schrittweise an eine erhöhte Ballaststoffzufuhr gewöhnen: Wenn Sie bisher ballaststoffarm gegessen haben, steigern Sie die Menge nach und nach, um den Darm nicht zu überfordern.

Tipps für den Speiseplan

Damit Sie täglich Ihren Ballaststoffbedarf decken, sollten Sie die Top-Lieferanten regelmäßig verzehren. Vor allem Samen, Nüsse und Kerne eignen sich ideal, um jeder Mahlzeit noch ein Ballaststoff-Topping zu verpassen. So kommen Sie auf 30 Gramm pro Tag:

- **Frühstücken** Sie zum Beispiel einen Joghurt mit 1 EL Kokosraspeln (2,3 Gramm Ballaststoffe), 1 Kiwi (2,3 Gramm Ballaststoffe), 60 Gramm Himbeeren (2,8 Gramm Ballaststoffe) und 2 gehäuften EL Chia-Samen (8 Gramm Ballaststoffe).
- In Ihr **Mittagessen** integrieren Sie dann 200 Gramm Kichererbsen (15,4 Gramm Ballaststoffe).
- Und über Ihren Salat beim **Abendessen** geben Sie noch 1 Handvoll Walnusskerne (1,6 Gramm Ballaststoffe).

Ohne die weiteren Zutaten Ihrer Gerichte zu berücksichtigen, würden Sie so auf 32,5 Gramm Ballaststoffe kommen. Auch wenn Sie zu Brot oder Nudeln greifen, sollten Sie die Vollkornvariante wählen. Zum Vergleich: Zwei Scheiben Toastbrot à 26 Gramm enthalten gerade mal 1,5 Gramm Ballaststoffe, eine Scheibe Vollkornbrot à 50 Gramm enthält 3,9 Gramm und 200 Gramm Nudeln liefern Ihnen 3,8 Gramm Ballaststoffe, während die gleiche Menge Vollkornnudeln mit 10,2 Gramm strotzt.

»FAST CARBS« – DIE FEINDE!

Je konzentrierter der Zucker im Nahrungsmittel ist, desto schneller geht er ins Blut. Gebäck, Getränke, Marmelade, Honig, Fertigsaucen, Dressings oder gar Süßigkeiten werden daher auch als »Fast Carbs« bezeichnet. Sie schwemmen eine Art Zucker-Tsunami ins Blut, der vom Insulin Ihres Körpers abgefangen werden muss. Ein ständig erhöhter Insulinspiegel wirkt wie eine Abnehmbremse. Sogenannte Sättigungsbeilagen, die fast alle reich an kurzkettigen Kohlenhydraten sind, sollten Sie also möglichst sparsam verzehren. Das heißt, auch Kuchen, Süßes und Alkohol sollten auf ein Minimum beschränkt werden.

Vorsicht, Zuckerfalle!

Aufpassen sollten Sie bei Zuckeralternativen. Denn auch »gesunde« Süßungsmittel (z. B. Ahornsirup, Dicksäfte und Honig) sind Insulinlocker und Dickmacher. Stevia und Konsorten bieten deshalb keine echte Hilfe, da das Verlangen nach Süßgeschmack so bleibt. Der beste Weg: Gewöhnen Sie sich die übermäßige Süße ab, in kleinen Schritten. Trinken Sie zum Beispiel Ihren Tee oder Kaffee doch mal ungesüßt. Auch zu viel Fruchtzucker aus Obst fördert Leberverfettung und Gewichtszunahme. Bleiben Sie hier deshalb möglichst bei kleinen Portionen. Ideal sind Apfel, Beeren, Pfirsich, Nektarine, Orange, Kiwi. Bei fruktosereicherem Obst behalten Sie die Menge im Blick! Ein bis zwei Äpfel oder zwei Handvoll zuckerarmes Obst am Tag sind okay.

ABENDS KEINE CARBS?

Grundsätzlich ist dieser Rat ein widerlegter Mythos. Eine israelische Studie aus dem Jahr 2012 hat festgestellt, dass Kohlenhydrate beim Abendessen dabei helfen können, das Sättigungshormon Leptin zu stimulieren. Allerdings nur dann, wenn tagsüber keine Kohlenhydrate verzehrt wurden. Richtiger wäre die Regel: abends nach dem Essen keine weiteren Kohlenhydrat-Snacks in Form von Chips, Schokolade & Co.

Auch hier ist Zucker enthalten

Wenn Sie die Zutatenlisten auf Fertiglebensmitteln lesen und es taucht ein Begriff mit der Endung »ose« auf, dann haben Sie es immer mit Zucker zu tun. Und je weiter vorne in der Zutatenliste der Begriff steht, desto mehr davon ist prozentual im Produkt enthalten. Alle diese Lebensmittel sollten Sie Ihrem Gewicht und Ihrer Gesundheit zuliebe nur in kleinen Mengen essen.

MIT FETT GEGEN DAS FETT

Fett essen, damit das Fett schmilzt? Das hört sich zwar paradox an, entspricht aber der Wahrheit. Allerdings kommt es auf die Art der Fette an, die man zu sich nimmt.

VON WEGEN ABNEHMFEIND

Früher dachte man, an Übergewicht sei ausschließlich ein übermäßiger Fettkonsum schuld. Heute ist die Wissenschaft aber längst zu einer anderen Erkenntnis gelangt: Während die schlechten Fette aus Frittiertem, Kartoffelchips oder Ähnlichem schädlich für Gesundheit und Figur sind, scheint es sogar so zu sein, dass die in guten Fetten enthaltenen sekundären Pflanzenstoffe – wie die Polyphenole – Sättigung und Gewichtsabnahme unterstützen. Studien wie die PREDIMED-Studie zeigten, dass Menschen, die viele gute Fette zu sich nehmen, am wenigsten Übergewicht entwickeln. Gute Fette helfen eher bei der Gewichtsreduktion und wirken auch noch gegen Arterienverkalkung und Zivilisationskrankheiten. Bestimmte Fette sollten Sie sogar regelmäßig essen, denn sie sind Bauteile für Struktur und Zellmembranen oder Hormone, schützen die inneren Organe und helfen, fettlösliche Vitamine (A, D, E, K) aufzunehmen.

Die besten Fette

Auch für Abnehmwillige lautet die Empfehlung: Gesunde Fette dürfen in keiner Mahlzeit fehlen. Insgesamt können es 50–75 Gramm Fett pro Tag sein. Wichtig: Das Verhältnis von Qualität und Quantität muss bei der Fettzufuhr stimmen. Wertvoll sind die einfach ungesättigten Fettsäuren aus Oliven- oder Rapsöl. Sie stecken auch in Nüssen (Mandeln, Walnüssen, Pistazien), Oliven oder Avocados. Ebenso wichtig sind mehrfach ungesättigte Fettsäuren (vor allem die Omega-3-Fettsäuren) aus fettem Seefisch und Lein- oder Walnussöl.

Antientzündliche Ernährung

Omega-6- und Omega-3-Fettsäuren sind die Ausgangssubstanz für die Bildung von Eicosanoiden. Die hormonähnlichen Verbindungen wirken im Körper wie Signalstoffe. So entstehen beispielsweise aus der lebenswichtigen Omega-6-Fettsäure Arachidonsäure bei zu hoher Zufuhr entzündungsauslösende tierische Fette. Aus Omega-3-Fettsäuren hingegen entstehen entzündungshemmende Eicosanoide. Diese erweitern die Blutgefäße, verbessern die Blutfette und die Fließeigenschaften des Blutes und wirken blutdrucksenkend.

PERFEKTE KOMBI

Fette spielen auch bei der Regulation des Blutzuckerspiegels eine wichtige Rolle. Wenn Sie Kohlenhydrate in Kombination mit Fetten und Ölen essen, wie Spaghetti mit Olivenöl, steigt der Glukosewert im Blut langsamer an. Denn die Kohlenhydrate werden langsamer zerlegt, da auch das Fett verdaut werden muss. Fett hält demnach länger satt und verhindert Snacken.

TAUSCHTABELLE

Stehen bei Ihnen bisher eher gute oder schlechte Fette auf dem Speiseplan? Überlegen Sie sich, wie Sie Fette durch gesunde Produkte ersetzen können. Die Alternativen hier haben Sie am besten immer auf Vorrat zu Hause.

UNGÜNSTIGE GERICHTE ODER ZUTATEN ...	... DIE BESSERE ALTERNATIVE
Palmfett zum Braten	Rapsöl oder Kokosöl zum Braten (zum Verfeinern von Gerichten oder Salaten eignen sich Olivenöl, Nussöle oder Leinöl)
Milch (3,5 % Fett)	fettarme Milch (1,5 % Fett)
Joghurt (3,5 % Fett)	fettarmer Joghurt (1,5 % Fett) oder Skyr
Zaziki (Fertigprodukt; aus dem Kühlregal)	Speisequark (bis 20 % Fett), verrührt mit frischen Kräutern und Gewürzen
Doppelrahmfrischkäse	körniger Frischkäse (Hüttenkäse)
fettige Wurstsorten wie Salami oder Leberwurst	magerer Aufschnitt (bis 12 g Fett / 100 g) wie gekochter Schinken, Putenbrustaufschnitt, Lachsschinken oder Kassler
fettige Fleischsorten wie Bratwurst	mageres Fleisch wie Putenbrust, Hähnchenbrustfilet, Rinderhüfte, Rinderhackfleisch, Schweinerücken
sahnige Suppe	pürierte Gemüsesuppe aus Brokkoli, Möhre, Tomate, Kürbis
Fischstäbchen	gedünsteter oder gedämpfter Fisch oder Fischfilets in selbst gemachter Haferflocken-Panade
Pommes	Ofenkartoffeln
Chips	Nüsse, naturbelassen, ohne Salz
Sahneeis	selbst gemachtes Sorbet aus Früchten
DAS KANN ICH AUCH TAUSCHEN ...	

VEGGIE-WISSEN –

FÜR DIE FLEISCHLOSE KÜCHE

Abnehmen mit vegetarischer Ernährung? Auch das ist kein Problem: Pflanzliche Lebensmittel enthalten jede Menge schlank machende Stoffe und wenig ungesunde Fette. Wie Sie sich ernähren, damit es Ihnen an nichts fehlt:

BUNT IST GESUND

Je vielseitiger Sie essen, desto gesünder und nährstoffreicher ist Ihre pflanzenbasierte Kost. Mit einer großen, sogenannten »botanischen« Vielfalt erreichen wir, dass wir mehr chemisch unterschiedlich strukturierte und wirkende sekundäre Pflanzenstoffe aufnehmen – ideal wären pro Woche 25 verschiedene Gemüse und Nüsse. Studien lassen vermuten, dass ein »buntes Vegetariertum« mit einem verringerten Risiko für bestimmte Krebserkrankungen verbunden ist.

VORSICHT BEI ERSATZPRODUKTEN

Für Fleischersatzprodukte, die wie Wurst, Chicken Nuggets oder Schnitzel schmecken und aussehen, musste kein Tier sterben, sie haben aber andere Nachteile. Viele sind hochverarbeitet, reich an Zucker, minderwertigen Fetten, Salz und Zusatzstoffen wie künstlichen Aromen. Im Gegenzug ist ihr Gehalt an Eiweiß, Eisen, Jod und anderen Nährstoffen gering.

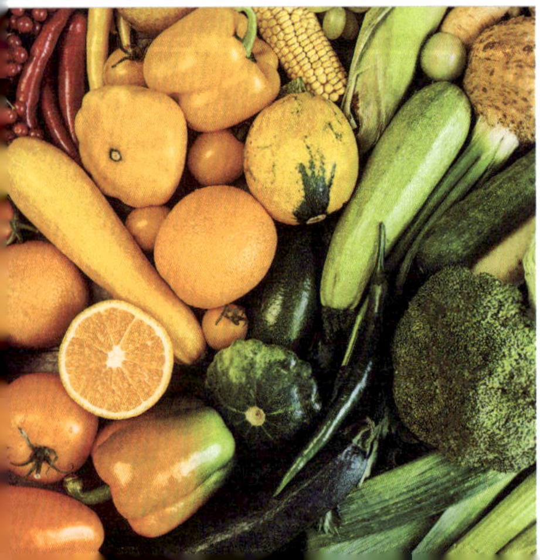

DAS VITAMIN-B_{12}-PROBLEM

Vitamin B_{12} steuert verschiedene Reaktionen im Körper, zum Beispiel bei der Zellteilung, der Synthese unseres Erbguts (DNA) und im Fett- sowie Eiweißstoffwechsel. Vitamin B_{12} aus tierischen Produkten ist für den menschlichen Körper gut verfügbar, das aus pflanzlichen Quellen nicht. Deshalb sind Nahrungsergänzungsmittel wie Vitamin-B_{12}-Kautabletten (auch als Tabletten, Tropfen oder Spray erhältlich) oder Vitamin-B_{12}-Zahncreme für Veganer meist unerlässlich.

ARTGERECHT ESSEN

Da die natürliche Ernährung des Menschen pflanzenbasiert ist, kommt eine vegetarische Ernährung mit wenig tierischen Produkten einem artgerechten Essen sehr nahe. Die Zusammensetzung der artgerechten Ernährung entspricht weitgehend der unserer Urahnen. Dieses Ernährungsmuster erkennen unsere Gene sofort und unser Körper kann die Nahrung deshalb im Zellstoffwechsel auch optimal verwerten.

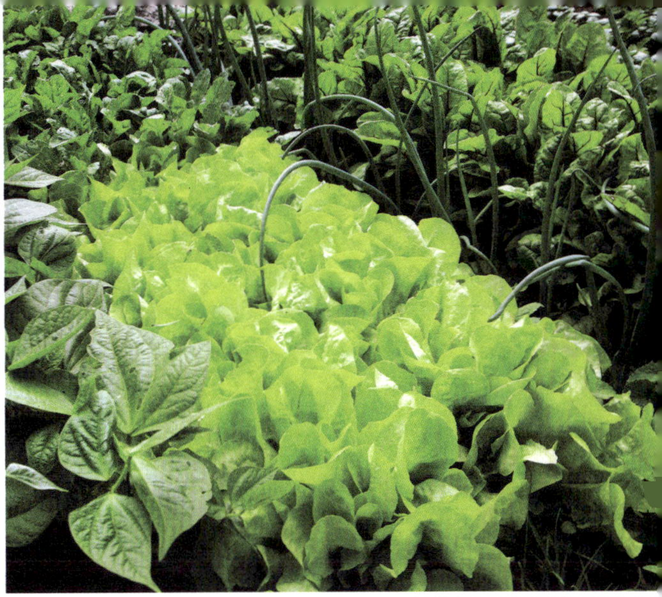

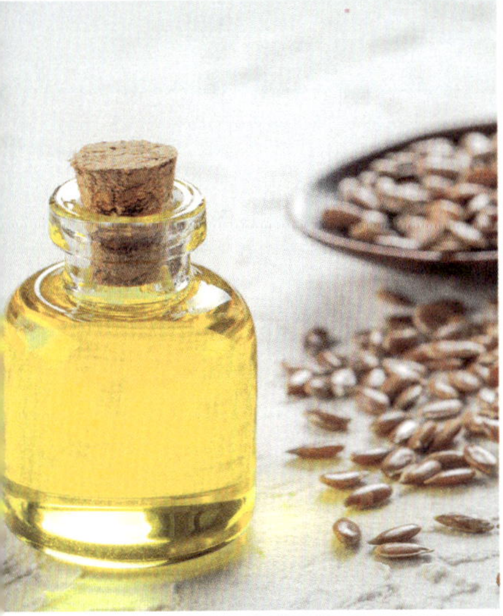

NÄHRSTOFFVERSORGUNG CHECKEN

Um zu überprüfen, ob man als Veganer oder Vegetarier mit allen Nährstoffen versorgt ist, sollte man jedes Jahr die Blutwerte überprüfen lassen – kritisch können hier vor allem Kalzium, Eisen, Jod, Zink, Selen, Vitamin D und Vitamin B_{12} werden. In bestimmten Fällen kann es ratsam sein, einen Mangel in Absprache mit einem Ernährungsmediziner durch Nährstoffpräparate auszugleichen – dies können zum Beispiel Vitamin-D-Supplemente sein, speziell im Winter und im Norden.

PFLANZLICHE QUELLEN

Tierische Produkte enthalten Nährstoffe, die für den Körper durchaus wichtig sind. Dazu zählen zum Beispiel Eisen, Kalzium, Zink, Selen und Omega-3-Fettsäuren. Deshalb sollten Vegetarier darauf achten, dass sie geeignete Alternativen in ihre Ernährung integrieren. Eisen und Zink stecken zum Beispiel in Samen, Nüssen, Getreide und Hülsenfrüchten. Der Kalziumbedarf kann nicht nur über Milch, sondern auch über Grünkohl oder Brokkoli gedeckt werden. Lein- und Rapsöl sind gute pflanzliche Quellen für Omega-3-Fettsäuren, Paranüsse und Pilze enthalten Selen.

MEHR PROTEIN-POWER

Pflanzliches Eiweiß ist gesünder als tierisches, da tierische Nahrungsmittel oft viele ungesunde gesättigte Fettsäuren enthalten. Gute pflanzliche Eiweißlieferanten sind Hülsenfrüchte (Linsen, Erbsen und Bohnen, Sojabohnen und daraus hergestellte Produkte wie Tempeh oder Tofu) und Vollkorngetreide (Naturreis, Hafer, Hirse, Weizen, Dinkel sowie Roggen). Auch Pseudogetreide (Amarant, Buchweizen, Quinoa), Nüsse und Samen enthalten viel Eiweiß.

WASSER MARSCH!

Eine der wichtigsten Regeln beim Abnehmen lautet: Trinken Sie genug! Denn Wasser unterstützt Sie beim Gewichtsverlust: Es füllt den Magen, sättigt und hilft Stoffwechsel und Verdauung.

(ÜBER)LEBENSELIXIER

Ohne Essen könnten wir mehrere Tage durchhalten – wer allerdings längere Zeit keine Flüssigkeit zu sich nimmt, entzieht sich seine Lebensgrundlage. Eine ausreichende Flüssigkeitszufuhr ist lebenswichtig. Reines Wasser ist dabei die Empfehlung Nummer eins. Ungesüßte Tees oder aromatisiertes Wasser zählen ebenfalls zu den gesunden Durstlöschern. Limo & Co. sind hingegen wahre Zuckerfallen – in einer Dose stecken bis zu 16 Zuckerstücke. Alkohol ist als Getränk ebenfalls vollkommen ungeeignet: Bier und Wein enthalten Zucker, machen hungrig und behindern den Abnehmprozess.

Wie viel brauche ich?

Mindestens eineinhalb Liter pro Tag sollten es schon sein. Genauer gesagt benötigen Sie 30–40 Milliliter Flüssigkeit pro Kilogramm Körpergewicht am Tag. Bei 50 Kilogramm sind das eineinhalb Liter, bei 100 Kilogramm drei Liter. Um Ihren Wasserbedarf zu ermitteln, rechnen Sie also 0,03 x Kilogramm Körpergewicht. Bei körperlicher Anstrengung und bei Hitze steigt der Bedarf an: plus 500 Milliliter bis zu einem Liter zusätzlich.

Positive Effekte

Gerade, wenn Sie viel Eiweiß essen, müssen Sie dazu ausreichend trinken. Denn um den in den Proteinen enthaltenen Stickstoff besser ausscheiden zu können, steigert der Körper das Durstgefühl. Tolle Nebeneffekte: Durch das Trinken wird die Magenfüllung optimiert, möglicher Heißhunger gestillt und ein vermehrter Energieverbrauch bei der Verstoffwechselung erzielt.

HILFREICHE REMINDER

Leider fällt es im hektischen Alltag nicht immer leicht, die empfohlene Menge Wasser zu trinken. Zum Glück gibt es ein paar Gedächtnisstützen, die einen darauf aufmerksam machen können: Stellen Sie Erinnerungen in Ihrem Smartphone ein, laden Sie sich eine Reminder-App herunter oder verteilen Sie einfach Post-its im Haus.

FÜR IHREN AKTIONSPLAN

Verknüpfen Sie das Wassertrinken am besten mit anderen typischen Routinen. Zum Beispiel: Das erste Glas Wasser trinke ich morgens vor dem Frühstück, das zweite Glas, wenn ich an meinem Arbeitsplatz angekommen bin, das dritte in der Mittagspause und so weiter.

Vermerken Sie in Ihren gesammelten Maßnahmen auf S. 84, dass Sie sich ab jetzt daran halten möchten.

MEINE NEUE TRINK-ROUTINE

Nie wieder das Trinken vergessen! Berechnen Sie Ihren persönlichen Wasserbedarf, füllen Sie die Tagesmenge gegebenenfalls schon am Morgen ab und trinken Sie diese gleichmäßig über den Tag verteilt.

1. WASSER – WANN? _ _ _ _ _ _ _ _ _ _ _ _

2. WASSER – WANN? _ _ _ _ _ _ _ _ _ _ _ _

3. WASSER – WANN? _ _ _ _ _ _ _ _ _ _ _ _

4. WASSER – WANN? _ _ _ _ _ _ _ _ _ _ _ _

5. WASSER – WANN? _ _ _ _ _ _ _ _ _ _ _ _

6. WASSER – WANN? _ _ _ _ _ _ _ _ _ _ _ _

WEITERE WASSERGLÄSER, JE NACH BEDARF:

_ _ _ _ _ _ _ _ _ _ _ _

_ _ _ _ _ _ _ _ _ _ _ _

_ _ _ _ _ _ _ _ _ _ _ _

_ _ _ _ _ _ _ _ _ _ _ _

MEIN PERSÖNLICHER WASSERBEDARF:

KÖRPERGEWICHT IN KILOGRAMM X 0,03 = _ _ _ _ LITER PRO TAG.

DAS ENTSPRICHT _ _ _ _ GLÄSERN À 250 MILLILITER.

MEIN WOCHENPLAN

Sie haben Ihren Aktionsplan fertig und sind bereit, durchzustarten? Um Ihnen den Einstieg zu erleichtern, können Sie sich an diesen Wochenplan halten. Die Rezepte dazu finden Sie auf den folgenden Seiten. Auf los, geht's los!

MONTAG	REZEPT	EIWEISSGEHALT PRO PORTION	IM BUCH AUF SEITE
FRÜHSTÜCK	Beeren-Vanille- Bowl	12 g	S. 58
MITTAGESSEN	Tomaten-Kohl-Topf mit roten Linsen	27 g	S. 65
ABENDESSEN	Matjessalat	35 g	S. 66

DIENSTAG	REZEPT	EIWEISSGEHALT PRO PORTION	IM BUCH AUF SEITE
FRÜHSTÜCK	Overnight Oats mit Chia und Apfel	24 g	S. 60
MITTAGESSEN	Nussiger Brokkolisalat	18 g	S. 67
ABENDESSEN	Zucchini-Bärlauch-Pasta mit Tomaten	30 g	S. 76

MITTWOCH	REZEPT	EIWEISSGEHALT PRO PORTION	IM BUCH AUF SEITE
FRÜHSTÜCK	Käse-Croque	13 g	S. 72
MITTAGESSEN	Quinoasalat mit Erbsen und Minze	24 g	S. 68
ABENDESSEN	Afrikanischer Erdnusstopf	39 g	S. 78

DONNERSTAG	REZEPT	EIWEISSGEHALT PRO PORTION	IM BUCH AUF SEITE
FRÜHSTÜCK	Kokos-Skyr mit Obstsalat	25 g	S. 59
MITTAGESSEN	Zander auf Gemüsebett	29 g	S. 81
ABENDESSEN	Fenchelsalat mit Feta	19 g	S. 69

FREITAG	REZEPT	EIWEISSGEHALT PRO PORTION	IM BUCH AUF SEITE
FRÜHSTÜCK	Möhren-Buttermilch-Shake	14 g	S. 62
MITTAGESSEN	Blumenkohlbratlinge mit Schinken	31 g	S. 80
ABENDESSEN	Indonesisches Omelett	27 g	S. 70

SAMSTAG	REZEPT	EIWEISSGEHALT PRO PORTION	IM BUCH AUF SEITE
FRÜHSTÜCK	Protein-Porridge mit Erdnussmus	18 g	S. 61
MITTAGESSEN	Vollkornspaghetti mit Avocadocreme	12 g	S. 77
ABENDESSEN	Gefüllte Paprika mit schwarzen Bohnen	42 g	S. 79

SONNTAG	REZEPT	EIWEISSGEHALT PRO PORTION	IM BUCH AUF SEITE
FRÜHSTÜCK	Italienisches Spiegelei mit Käse	24 g	S. 71
MITTAGESSEN	Kohlrabiauflauf mit Mini-Frikadellen	40 g	S. 75
ABENDESSEN	Kichererbsensuppe	15 g	S. 64

Beeren-Vanille-Bowl

FÜR 2 PERSONEN | 5 MIN. ZUBEREITUNG
NÄHRWERT PRO PORTION: CA. 355 KCAL | 12 G EW | 15 G F | 44 G KH

FÜR EINE GESUNDE DARMFLORA

350 g gemischte Beeren (ersatzweise TK-Beerenmischung)
350 ml Kefir
3 EL zarte Haferflocken
1 Msp. gemahlene Vanille
1 TL flüssiger Honig
2 EL gepuffter Amarant
2 EL gehackte Haselnusskerne

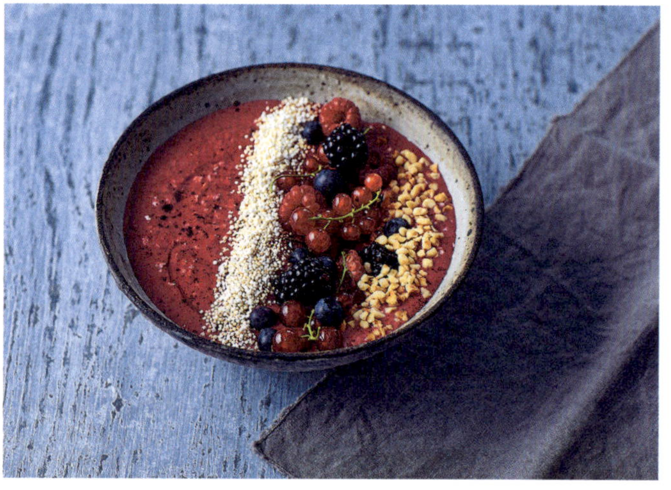

1 Die Beeren verlesen, waschen und trocken tupfen (TK-Ware gefroren verarbeiten). Einige Beeren zum Garnieren beiseitelegen, den Rest mit dem Kefir in den Standmixer geben und fein pürieren.

2 Dann Haferflocken, Vanille und Honig hinzufügen und unterheben, die Mischung auf Schalen (Bowls) verteilen. Gepufften Amarant, die beiseitegelegten Beeren und gehackten Haselnüsse nebeneinander auf die Beeren-Vanille-Mischung streuen.

TIPP: Beeren sind hervorragend fürs Frühstück geeignet und überhaupt zu jeder Tageszeit empfehlenswert, weil sie zu den zuckerarmen Obstsorten zählen – ähnlich wie Papaya, Kiwi oder Wassermelone. Vor allem dunkle Beeren enthalten reichlich antioxidativ wirksame Substanzen wie zum Beispiel Anthocyane.

Kokos-Skyr mit Obstsalat

FÜR 2 PERSONEN | 10 MIN. ZUBEREITUNG
NÄHRWERT PRO PORTION: CA. 345 KCAL | 25 G EW | 15 G F | 27 G KH

MIT ISLÄNDISCHEM SUPER-QUARK

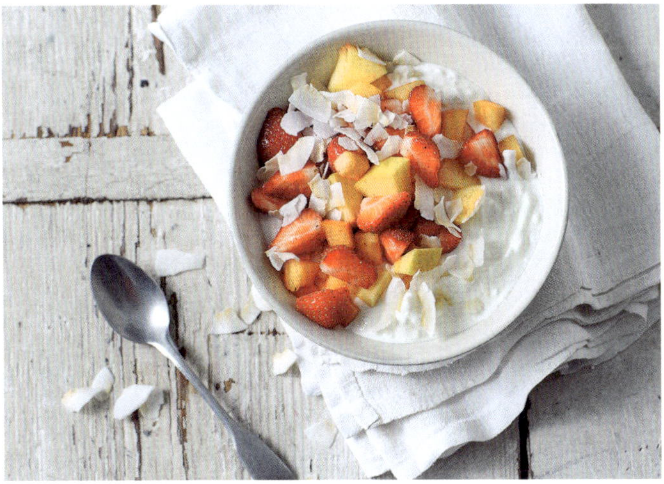

400 g Skyr (siehe Tipp)

1 TL Xylit (Birkenzucker, ersatzweise Honig)

2 EL Kokosraspel (30 g; ersatzweise geröstete Mandelblättchen)

200 g Erdbeeren

1 Nektarine

2 Aprikosen

1 EL Kokoschips

1 Den Skyr mit Xylit und Kokosraspeln in einer Schüssel gründlich verrühren.

2 Die Erdbeeren vorsichtig waschen und die Blütenansätze entfernen, anschließend die Beeren vierteln. Nektarine und Aprikosen waschen, vierteln und entkernen. Die Viertel jeweils in kleine Würfel schneiden.

3 Die Obstwürfel ebenfalls in einer Schüssel mischen. Den angerührten Skyr auf Schalen verteilen, den Obstsalat daraufgeben und jede Portion mit Kokoschips garnieren.

TIPP: Skyr ist ein traditionelles Milchprodukt aus Island, das ähnlich wie Quark schmeckt. Er hat einen sehr geringen Fettgehalt (0,2–0,5 %) und liefert relativ viel Protein (ca. 11 %) – mit Skyr können Sie also fettarm und zugleich mit einer großen Portion Eiweiß in den Tag starten.

Overnight Oats mit Chia und Apfel

FÜR 2 PERSONEN | 10 MIN. ZUBEREITUNG | 12 STD. ODER ÜBER NACHT ZIEHEN
NÄHRWERT PRO PORTION: CA. 390 KCAL | 24 G EW | 13 G F | 40 G KH

FÜR ALLE MORGENMUFFEL

2 süß-säuerliche Äpfel (z. B. Elstar)
60 g kernige Haferflocken
20 g Chia-Samen (siehe Tipp)
250 g Quark (20 % Fett)
100 ml Milch (1,5 % Fett)
100 ml naturtrüber Apfelsaft
1 TL Zimtpulver

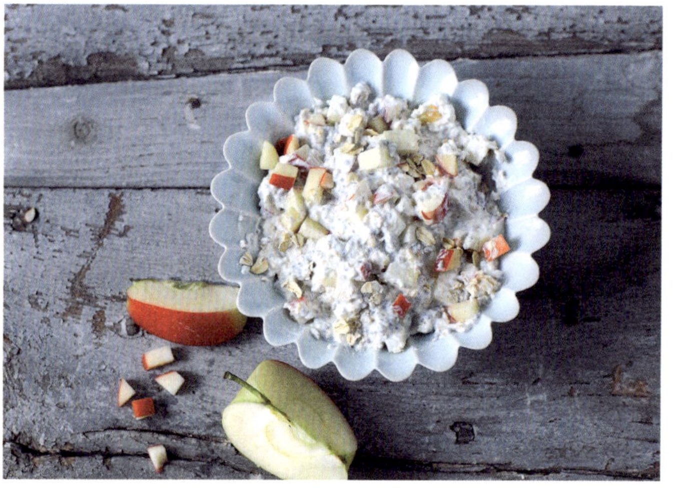

1 Die Äpfel waschen, vierteln und entkernen. Die Apfelviertel in kleine Stücke schneiden und mit Haferflocken, Chia-Samen, Quark, Milch, Apfelsaft und Zimt mischen.

2 Das Müsli in zwei Schraubgläser füllen und ca. 12 Std., am besten über Nacht, im Kühlschrank durchziehen lassen.

3 Am nächsten Morgen die Oats zum Frühstück nochmals kurz umrühren.

TIPP: Chia-Samen unterstützen die Verdauung, machen satt und stärken das Herz-Kreislauf-System. Sie enthalten reichlich Eiweiß und Ballaststoffe und liefern wertvolle Vitamine und Mineralstoffe. Die täglich empfohlene Menge beträgt 15 g. Achten Sie dabei auf eine ausreichende Trinkmenge, da die Samen stark aufquellen. Alternativ können Sie auch Leinsamen verwenden.

Protein-Porridge mit Erdnussmus

FÜR 2 PERSONEN | 15 MIN. ZUBEREITUNG
NÄHRWERT PRO PORTION: CA. 325 KCAL | 18 G EW | 16 G F | 23 G KH

VEGAN

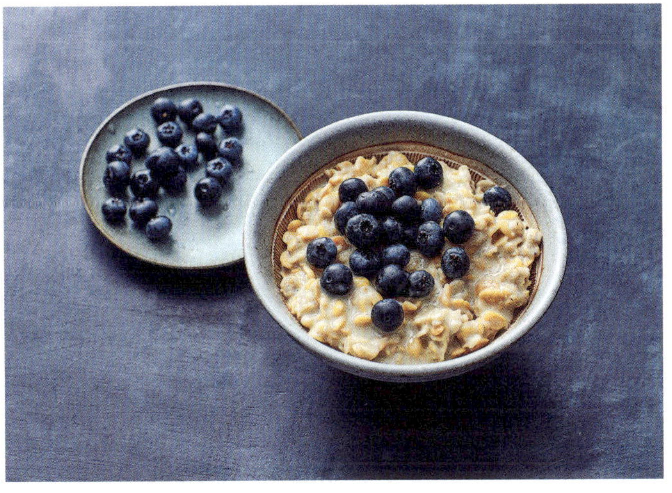

- *350 ml ungesüßter Sojadrink*
- *2 EL ungesüßtes Erdnussmus*
- *4 EL zarte Haferflocken*
- *4 EL Sojaflocken*
- *1 Banane*
- *1 TL Zimtpulver*
- *150 g Heidelbeeren (ersatzweise Erdbeeren)*

1 Den Sojadrink in einem Topf bei kleiner Hitze aufkochen. Das Erdnussmus dazugeben und gründlich untermischen. Dann die Haferflocken und Sojaflocken einrühren und alles einmal unter Rühren aufkochen. Inzwischen die Banane schälen und in kleine Würfel schneiden, mit dem Zimt unter den Porridge rühren.

2 Zum Servieren die Beeren verlesen, waschen und trocken tupfen (Erdbeeren putzen, waschen und trocken tupfen, nach Belieben halbieren oder vierteln). Den Porridge auf Schalen verteilen und mit den Heidelbeeren garnieren, am besten noch warm servieren.

TIPP: Sojadrink und Sojaflocken liefern reichlich pflanzliches Protein. Damit sind Sie gut gerüstet, um auch längere Esspausen tagsüber durchzustehen.

Möhren-Buttermilch-Shake

FÜR 2 PERSONEN | 5 MIN. ZUBEREITUNG
NÄHRWERT PRO PORTION: CA. 275 KCAL | 14 G EW | 8 G F | 35 G KH

VITAMIN-POWER

- *4 Möhren*
- *2 EL zarte Haferflocken*
- *500 ml Buttermilch (s. Tipp)*
- *100 ml Orangensaft (100 % Fruchtgehalt)*
- *1 EL Leinöl*
- *1 Msp. Zimtpulver (nach Belieben)*

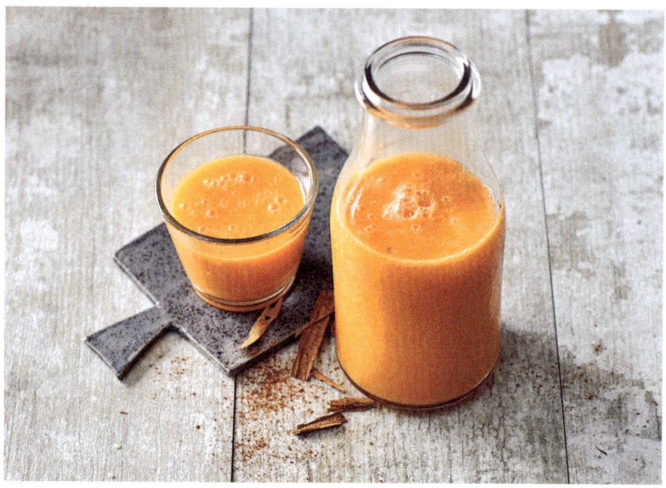

1 Die Möhren putzen, schälen und in grobe Stücke zerteilen. Die Möhrenstücke in einen Standmixer geben.

2 Haferflocken, Buttermilch, Orangensaft und Leinöl zu den Möhrenstücken geben und alles auf höchster Stufe so lange mixen, bis die gewünschte Konsistenz erreicht ist. Den Shake auf Gläser verteilen und nach Belieben noch mit Zimt bestreuen, sofort servieren.

TIPP: Buttermilch ist sehr empfehlenswert, weil sie von Natur aus kalorien- und fettarm ist. Sie enthält gute Milchsäurebakterien, die für eine gesunde Darmflora und somit für ein starkes Immunsystem sorgen. Achten Sie beim Einkauf auf die Bezeichnung »reine Buttermilch« – die stammt wirklich aus der Herstellung von Butter, ist somit fettarm und enthält keinerlei Zusätze wie Produkte mit dem Namen »Buttermilch«.

Guten-Morgen-Drink

FÜR 2 PERSONEN | 15 MIN. ZUBEREITUNG
NÄHRWERT PRO PORTION: CA. 305 KCAL | 10 G EW | 15 G F | 30 G KH

GESUND UND FIT IN DEN TAG

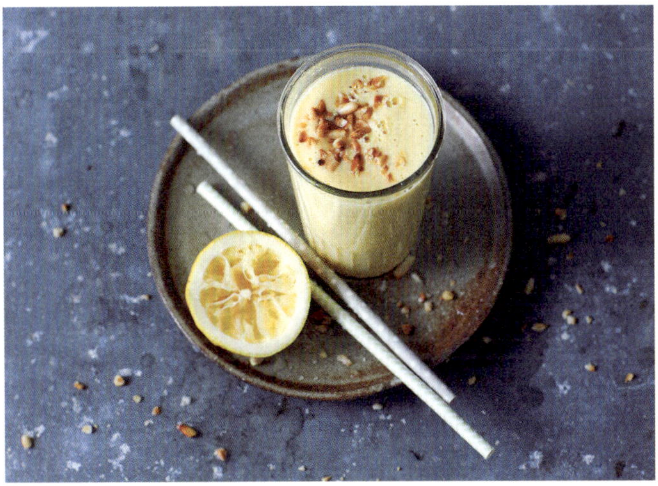

30 g Pinienkerne (ersatzweise Pistazien)
200 g Mango
1 reife Birne
2 Prisen Piment
250 ml ungesüßter Mandeldrink (ersatzweise Milch, 1,5 % Fett)
250 g Sojajoghurt
20 g zarte Haferflocken
1 TL Zitronensaft

1 Die Pinienkerne hacken und in einer beschichteten Pfanne ohne Fett leicht anrösten. Herausnehmen und abkühlen lassen. Die Mango halbieren, das Fruchtfleisch vom Stein schneiden und würfeln. Die Birne waschen, vierteln, entkernen und würfeln.

2 Mango- und Birnenwürfel mit 1 Prise Piment, Mandeldrink, Sojajoghurt, Haferflocken, Zitronensaft und Pinienkernen in ein hohes Rührgefäß geben. Alles mit dem Stabmixer fein pürieren.

3 Zum Servieren den Drink in hohe Gläser füllen und mit dem übrigen Piment bestreuen. Für einen sättigenden Start in den Tag dazu noch einen eiweißreichen Snack essen.

TIPP: Sie können den Drink anstelle von Mango und Birne auch mit 200 g Erdbeeren und 1 Nektarine zubereiten.

Kichererbsensuppe

FÜR 2 PERSONEN | 20 MIN. ZUBEREITUNG
NÄHRWERT PRO PORTION: CA. 530 KCAL | 15 G EW | 29 G F | 50 G KH

VEGAN

2 Zwiebeln
1 Knoblauchzehe
1 Süßkartoffel (ca. 200 g)
400 ml vegane Gemüsebrühe
1 EL Rapsöl
350 g Kichererbsen (aus der Dose)
200 g Kokosmilch (aus der Dose)
1 EL gemahlene Kurkuma
1 TL gemahlener Kreuzkümmel
Pfeffer
1 Peperonischote
einige Petersilien- und Minzeblätter zum Garnieren

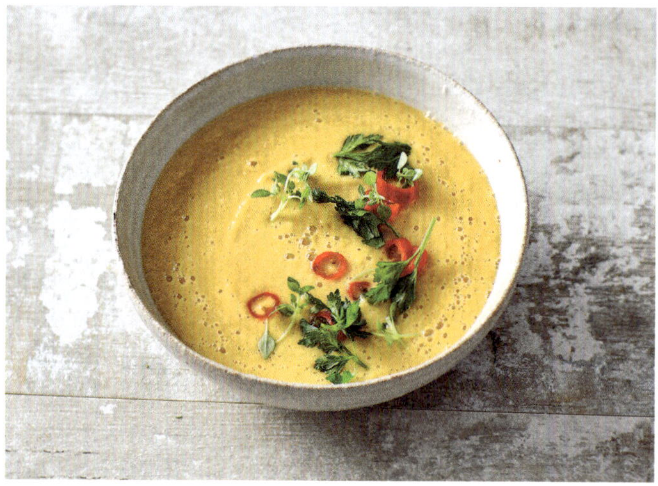

1 Zwiebeln und Knoblauch schälen und in feine Würfel schneiden. Die Süßkartoffel schälen und in kleine Würfel schneiden. Die Brühe zum Kochen bringen.

2 Das Öl in einem hohen Topf erhitzen und Zwiebeln und Knoblauch darin bei mittlerer Hitze kurz andünsten. Die Süßkartoffelwürfel dazugeben, die heiße Brühe dazugießen und alles zugedeckt bei schwacher Hitze ca. 10 Min. garen.

3 Inzwischen die Kichererbsen in ein Sieb abgießen, abbrausen und abtropfen lassen. Dann mit der Kokosmilch hinzufügen. Mit Kurkuma, Kreuzkümmel und Pfeffer würzen. Die Suppe im Topf mit dem Stabmixer fein pürieren und nochmals abschmecken.

4 Zum Servieren die Peperoni in Ringe schneiden. Petersilie und Minze waschen und trocken tupfen. Die Suppe auf tiefe Teller verteilen, mit Peperoni bestreuen und mit Petersilie und Minze garnieren.

Tomaten-Kohl-Topf mit roten Linsen

FÜR 2 PERSONEN | 35 MIN. ZUBEREITUNG
NÄHRWERT PRO PORTION: CA. 525 KCAL | 27 G EW | 29 G F | 39 G KH

DEFTIGER EIWEISS-BOOSTER

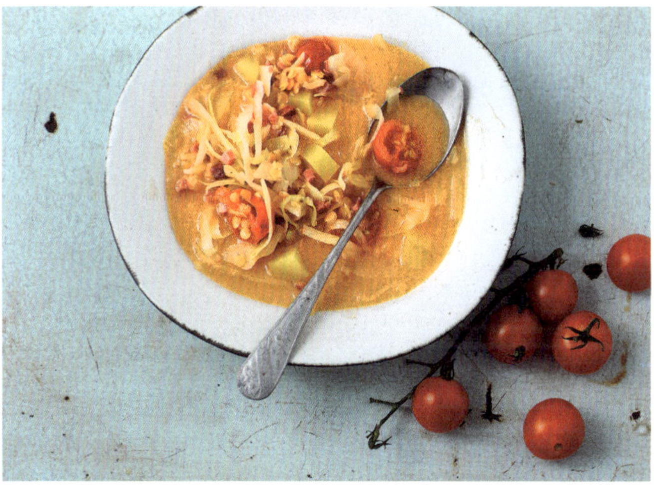

- *1 Zwiebel*
- *¼ Weißkohl (ca. 500 g)*
- *1 Kartoffel (ca. 80 g)*
- *100 g Kirschtomaten*
- *200 g Kochsahne (15 % Fett)*
- *1 TL Gemüsebrühe (Instant)*
- *1 EL Rapsöl*
- *100 g magere Rohschinkenwürfel*
- *60 g rote Linsen*
- *2 EL Tomatenmark*
- *½ EL edelsüßes Paprikapulver*
- *½ TL gemahlener Kümmel*
- *Salz, Pfeffer*

1 Zwiebel schälen und fein würfeln. Weißkohl putzen, waschen, den Strunk entfernen, den Kohl in feine Streifen schneiden. Kartoffel schälen und würfeln. Tomaten waschen und halbieren. Kochsahne, 150 ml Wasser und Brühe verrühren.

2 Das Öl in einem großen Topf erhitzen und die Zwiebel darin bei mittlerer Hitze ca. 2 Min. andünsten. Kohl, Kartoffel und Schinken dazugeben, Kochsahnegemisch dazugießen und alles zugedeckt bei mittlerer Hitze ca. 20 Min. köcheln.

3 Nach ca. 10 Min. Garzeit die Linsen in einem Sieb abbrausen und unter den Eintopf mischen. Den Kohltopf mit Tomatenmark, Paprika, Kümmel, Salz und Pfeffer würzen und zugedeckt bei kleiner Hitze in ca. 10 Min. fertig köcheln. Kurz vor Ende der Garzeit die Tomaten unterheben, sie sollten nur kurz erwärmt werden. Zum Servieren den Tomaten-Kohl-Topf nochmals mit Salz und Pfeffer abschmecken.

Matjessalat

FÜR 2 PERSONEN | 15 MIN. ZUBEREITUNG
NÄHRWERT PRO PORTION: CA. 535 KCAL | 35 G EW | 45 G F | 10 G KH

WERTVOLLE OMEGA-3-FETTSÄUREN

2 Eier (M)
350 g Matjesfilets (s. Tipp)
1 rote Zwiebel
2 Gewürzgurken
1 Apfel
2 EL Weißweinessig
4 EL Gewürzgurkeneinlegewasser
2 EL gehackter TK-Dill
Salz, Pfeffer

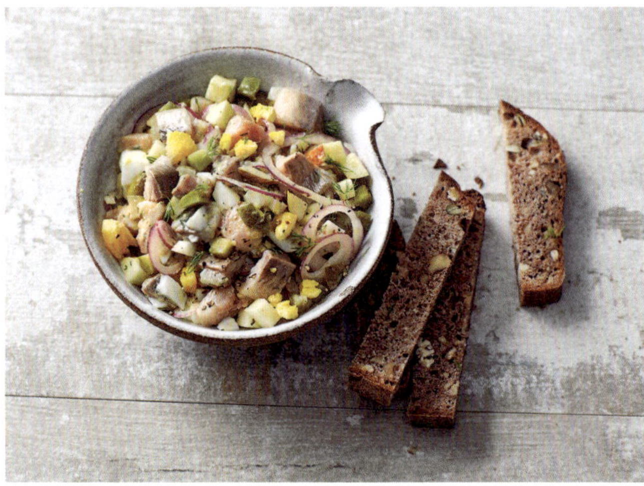

1 Die Eier in einem Topf in kochendem Wasser in ca. 8 Min. hart kochen. Herausnehmen, kalt abschrecken, abkühlen lassen und pellen. Inzwischen die Matjesfilets waschen, trocken tupfen und würfeln. Die Zwiebel schälen und in Ringe schneiden. Die Gewürzgurken in feine Würfel schneiden. Den Apfel waschen, vierteln und das Kerngehäuse entfernen. Die Viertel ebenfalls fein würfeln. Die Eier in kleine Würfel schneiden.

2 Für das Dressing den Essig mit Gurkenwasser, Dill, Salz und Pfeffer in einer Salatschüssel gründlich verrühren. Dann mit den Salatzutaten vorsichtig mischen und alles nochmals abschmecken. Zum Servieren auf Teller verteilen. Dazu passen pro Person 2 Scheiben Vollkornbrot oder 2–3 Pellkartoffeln.

TIPP: Matjes nennt man den jungen Hering. Da sein Salzgehalt stark schwanken kann, immer erst ein Stück probieren. Sind die Filets sehr salzig, einfach ca. 20 Min. in kaltes Wasser legen. Noch intensiver schmeckt der Salat, wenn er über Nacht durchzieht.

Nussiger Brokkolisalat

FÜR 2 PERSONEN | 10 MIN. ZUBEREITUNG
NÄHRWERT PRO PORTION: CA. 535 KCAL | 18 G EW | 36 G F | 32 G KH

VEGAN

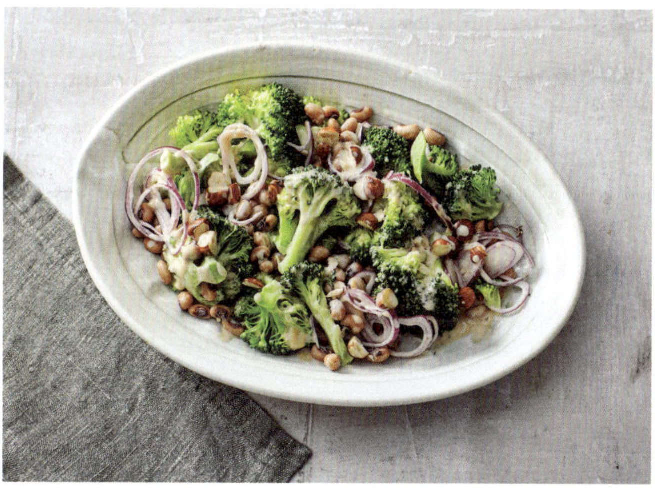

1 Brokkoli (ca. 500 g)

Salz

1 rote Zwiebel

240 g Tigerbohnen (aus der Dose; ersatzweise schwarze Bohnen)

2 EL Olivenöl

2 EL Mandelmus

1 EL Zitronensaft

2 TL getr. Oregano

2 EL Haselnusskerne

Pfeffer

1 Den Brokkoli putzen, waschen und in Röschen zerteilen. In einem Topf in wenig Salzwasser zugedeckt bei mittlerer Hitze in ca. 5 Min. bissfest garen. Danach in ein Sieb abgießen, kalt abschrecken und abtropfen lassen.

2 Inzwischen die Zwiebel schälen und in feine Ringe schneiden. Die Tigerbohnen in ein Sieb abgießen, abbrausen und abtropfen lassen. Den Brokkoli mit Zwiebel und Bohnen in einer Salatschüssel mischen.

3 Für das Dressing das Öl mit 2 EL warmem Wasser, Mandelmus, Zitronensaft und Oregano in einer kleinen Schüssel gründlich verrühren, über den Salat geben und gut untermischen.

4 Zum Servieren die Haselnüsse grob hacken. Den Salat auf Teller verteilen, mit Pfeffer würzen und mit den Haselnüssen bestreuen.

Quinoasalat mit Erbsen und Minze

FÜR 2 PERSONEN | 20 MIN. ZUBEREITUNG
NÄHRWERT PRO PORTION: CA. 520 KCAL | 24 G EW | 19 G F | 59 G KH

VEGAN, LIEFERT VIELE B-VITAMINE

- *120 g Quinoa*
- *300 g TK-Erbsen*
- *1 rote Paprika*
- *½ Bund Radieschen*
- *30 g Haselnusskerne*
- *3–4 Stängel Minze*
- *1 EL Tahin (Sesampaste)*
- *½ Zitrone*
- *Salz, Pfeffer*

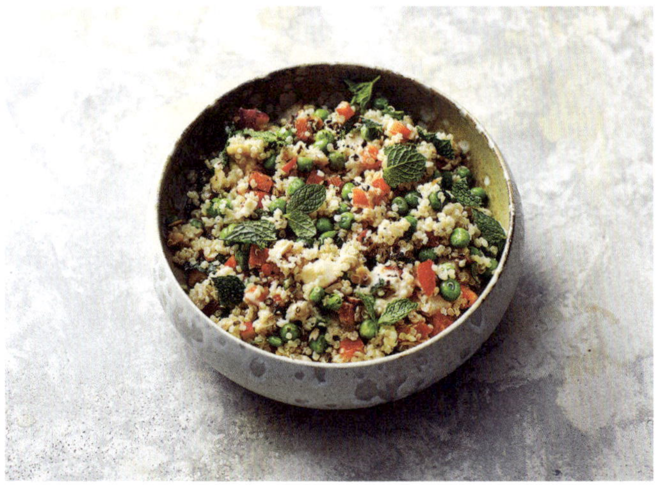

1 Die Quinoa in einem Sieb heiß abbrausen und in einem Topf mit der doppelten Menge Wasser (ca. 250 ml) in ca. 15 Min. bissfest garen. Die Erbsen mit kochendem Wasser übergießen und zugedeckt ca. 10 Min. ziehen lassen.

2 Inzwischen Paprika waschen, halbieren, weiße Trennwände und Kerne entfernen und die Hälften in kleine Würfel schneiden. Die Radieschen putzen, waschen und ebenfalls in kleine Würfel schneiden. Paprika, Radieschen, Quinoa und Erbsen in einer Salatschüssel mischen. Die Nüsse grob hacken und in einer kleinen Pfanne ohne Fett hell rösten. Herausnehmen und abkühlen lassen. Minze waschen, trocken tupfen, Blätter abzupfen und grob hacken.

3 Für das Dressing das Tahin in eine kleine Schüssel geben. Die Zitrone auspressen und den Saft mit etwas Wasser unter das Tahin rühren, mit Salz und Pfeffer abschmecken. Zum Servieren das Dressing unter den Salat mischen, den Salat auf Teller verteilen und mit Nüssen und Minze garnieren.

Fenchelsalat mit Feta

FÜR 2 PERSONEN | 15 MIN. ZUBEREITUNG
NÄHRWERT PRO PORTION: CA. 525 KCAL | 19 G EW | 43 G F | 14 G KH

IMMUNSTÄRKEND

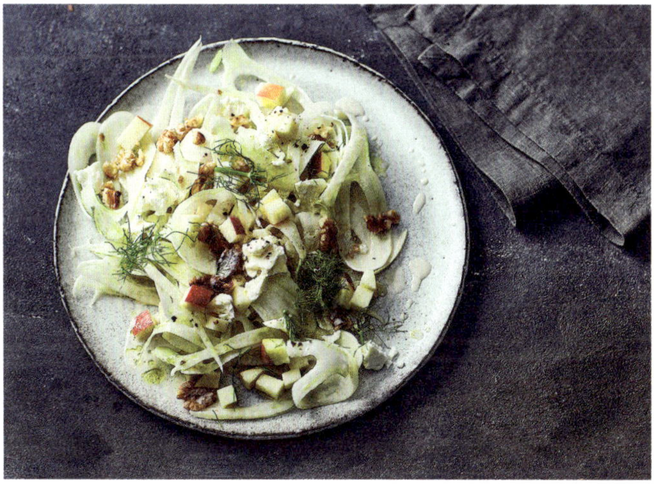

- *½ Zitrone*
- *2 EL Olivenöl*
- *1 EL helles Mandelmus*
- *½ TL flüssiger Honig*
- *Kräutersalz*
- *Pfeffer*
- *40 g Walnusskerne*
- *2 kleine Fenchel*
- *1 Apfel*
- *150 g Schafskäse (z. B. Feta; 45 % Fett i. Tr.)*

1 Für das Dressing die Zitrone auspressen und den Saft mit Öl, Mandelmus und Honig in einer Salatschüssel gut verrühren, mit Kräutersalz und Pfeffer abschmecken. Die Walnüsse grob hacken und in einer beschichteten Pfanne ohne Fett bei mittlerer Stufe ca. 5 Min. leicht rösten. Herausnehmen und abkühlen lassen.

2 Inzwischen die Fenchel putzen, waschen und den Strunk entfernen. Die Fenchel halbieren und in feine Streifen schneiden oder fein hobeln. Dann mit dem Dressing mischen.

3 Den Apfel waschen, vierteln und entkernen. Die Viertel in kleine Würfel schneiden. Den Feta ebenfalls in Würfel schneiden und mit Apfel und Nüssen zum Fenchel geben, alles gut mit dem Dressing mischen. Zum Servieren den Salat auf Teller verteilen.

TIPP: Zum Zeitsparen das Dressing am besten gleich in doppelter Menge herstellen und in einem Glas im Kühlschrank für den nächsten Salat aufbewahren.

Indonesisches Omelett

FÜR 2 PERSONEN | 15 MIN. ZUBEREITUNG
NÄHRWERT PRO PORTION: CA. 455 KCAL | 27 G EW | 35 G F | 9 G KH

PROTEINREICH

- *175 g Tofu*
- *3 Frühlingszwiebeln*
- *50 g Mungbohnensprossen*
- *2 Möhren*
- *3 Eier (M)*
- *Salz, Pfeffer*
- *2 EL geröstetes Sesamöl*
- *2 EL Erdnusskerne*
- *etwas Koriandergrün zum Garnieren*

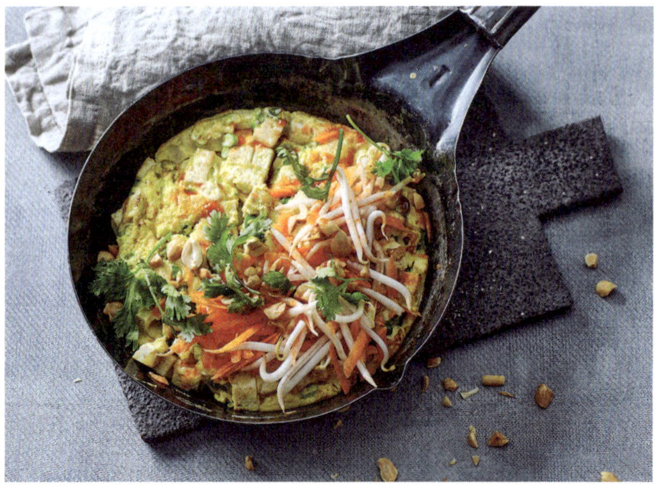

1 Den Tofu in kleine Würfel schneiden. Die Frühlingszwiebeln putzen, waschen und in dünne Ringe schneiden. Die Sprossen in einem Sieb heiß abbrausen und abtropfen lassen. Die Möhren putzen, schälen und auf der Gemüsereibe raspeln.

2 Die Eier in einer Rührschüssel mit einer Gabel oder einem Schneebesen gründlich verquirlen. Tofu und Frühlingszwiebeln unter die Eiermasse rühren und alles mit Salz und Pfeffer würzen. Das Öl in einer Pfanne erhitzen, die Eiermasse hineingeben und darin bei mittlerer Hitze ca. 5 Min. auf beiden Seiten braten.

3 Zum Servieren das Koriandergrün waschen, trocken tupfen und die Blätter abzupfen. Das Omelett halbieren, auf Teller verteilen und mit Sprossen, Möhren, Erdnüssen und Koriander bestreuen.

TIPP: Wer es scharf mag, kann das Omelett noch mit etwas Sriracha-Sauce beträufeln, einer scharfen Chilisauce aus Thailand.

Italienisches Spiegelei mit Käse

FÜR 2 PERSONEN | 11 MIN. ZUBEREITUNG
NÄHRWERT PRO PORTION: CA. 440 KCAL | 24 G EW | 23 G F | 35 G KH

MIT VIEL VITAMIN D

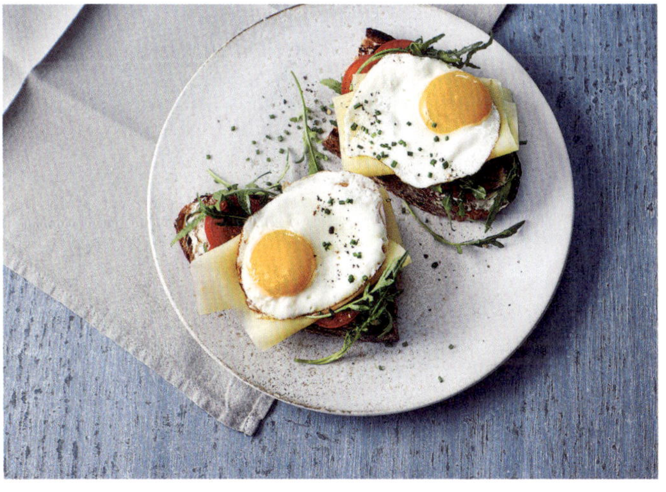

2 kleine Tomaten
10 g Rucola
2 Scheiben Vollkorn-Dinkelbrot
2 TL Olivenöl
2 Eier (M)
Salz, Pfeffer
2 TL Frischkäse (20 % Fett)
2 Scheiben Emmentaler (45 % Fett i. Tr.)
2 EL TK-Schnittlauchröllchen

1 Die Tomaten waschen und in Scheiben schneiden, dabei die Stielansätze entfernen. Den Rucola verlesen, waschen und trocken schleudern, dabei grobe Stiele entfernen. Die Vollkornbrotscheiben toasten. In einer Pfanne 1 TL Öl erhitzen und die Eier darin nebeneinander bei mittlerer Hitze in ca. 5 Min. zu Spiegeleiern braten, leicht mit Salz und Pfeffer würzen.

2 Inzwischen die Brotscheiben mit dem Frischkäse bestreichen und mit den Tomatenscheiben belegen. Leicht mit Pfeffer würzen und das restliche Öl darüberträufeln. Den Rucola auf die Tomaten legen und die Käsescheiben daraufsetzen.

3 Die Spiegeleier direkt aus der Pfanne auf die Käsescheiben legen und den Käse leicht anschmelzen lassen. Zum Servieren mit den Schnittlauchröllchen bestreuen.

Käse-Croque

FÜR 2 PERSONEN | 10 MIN. ZUBEREITUNG | 8 MIN. GAREN
NÄHRWERT PRO PORTION: CA. 460 KCAL | 22 G EW | 17 G F | 42 G KH

SUPER ZUM MITNEHMEN

2 rote Zwiebeln

4 Scheiben feines Vollkorn-Roggenbrot

4 Scheiben Edamer (45 % Fett i. Tr.)

einige Salatblätter (z. B. Rucola, Lollo Bianco)

12 Radieschen

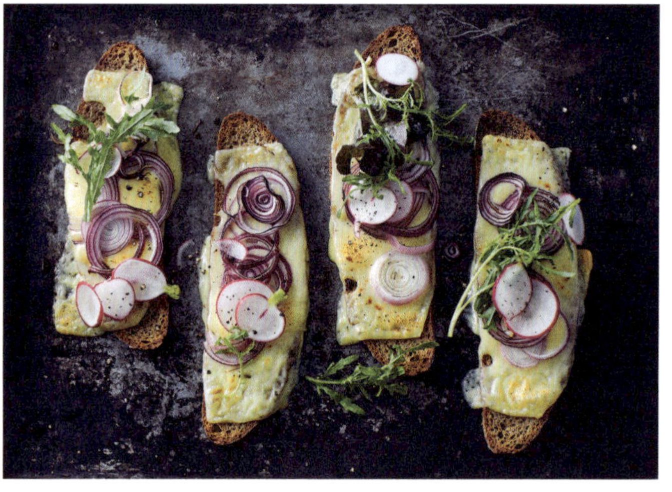

1 Den Backofen auf Grillfunktion vorheizen. Ein Backblech mit Backpapier auslegen.

2 Die Zwiebeln schälen und in feine Ringe schneiden. Die Roggenbrote nebeneinander auf das Blech setzen und mit je 1 Käsescheibe und den Zwiebelringen belegen. Dann im Ofen unter dem Grill (oben) ca. 8 Min. rösten, bis der Käse schmilzt.

3 Inzwischen die Salatblätter waschen und trocken tupfen. Die Radieschen putzen, waschen und in feine Scheiben schneiden. Zum Servieren den Croque auf Teller setzen und mit Salat und Radieschenscheiben garnieren.

Chia-Leinsamen-Brot

FÜR 1 KASTENFORM (25 CM, FÜR CA. 20 SCHEIBEN) | 15 MIN. ZUBEREITUNG | 1 STD. 15 MIN. BACKEN
NÄHRWERT PRO SCHEIBE: CA. 120 KCAL | 8 G EW | 9 G F | 3 G KH

KÖRNIGES LOW-CARB-BROT

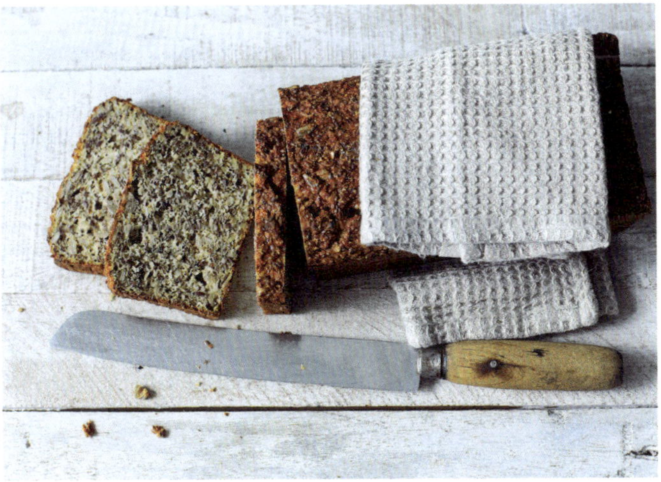

300 g Magerquark
3 Eier
50 g Chia-Samen
100 g Leinsamen
100 g gemahlene Mandeln
60 g Haferkleie
100 g Sonnenblumenkerne
1 Pck. Backpulver
1 TL Salz

1 Die Kastenform mit Backpapier auslegen. Den Quark mit den Eiern in einer Rührschüssel mit den Quirlen des Handrührgeräts schaumig schlagen. Chia-Samen, Leinsamen, Mandeln, Haferkleie, Sonnenblumenkerne und Backpulver zur Quarkmasse geben und alles gründlich unterrühren. Zuletzt den Brotteig mit Salz würzen.

2 Den Teig in die Kastenform geben und mit einem Löffel an der Oberfläche glatt streichen. Den Backofen auf 150° (Umluft) vorheizen. Das Brot im Backofen (Mitte) ca. 1 Std. 15 Min. backen. Herausnehmen und auf einem Kuchengitter abkühlen lassen.

TIPP: Für ein eiweißreiches Frühstück belegen Sie 2 Scheiben Brot mit 30 g körnigem Frischkäse und 20 g Hähnchenbrustaufschnitt (je ca. 4 g EW). Wenn Sie auf Vorrat backen, am besten das Rezept verdoppeln. Das Brot nach dem Abkühlen in Scheiben einfrieren. Zum Essen die benötigte Anzahl an Brotscheiben auftoasten – egal, ob frisch oder tiefgekühlt.

Süßkartoffeln mit Gemüse und Feta

FÜR 2 PERSONEN | 10 MIN. ZUBEREITUNG | 25 MIN. GAREN
NÄHRWERT PRO PORTION: CA. 490 KCAL | 20 G EW | 28 G F | 39 G KH

REICH AN ANTIOXIDANTIEN

- *1 Süßkartoffel (ca. 300 g)*
- *1 kleine Aubergine*
- *250 g Brokkoli*
- *1 EL Olivenöl*
- *1 EL gehackter Rosmarin*
- *Salz, Pfeffer*
- *edelsüßes Paprikapulver*
- *150 g Ziegen- oder Schafskäse (z. B. Feta)*
- *250 g Tomaten (mit Rispen)*
- *1 EL Pinienkerne*
- *2 Stängel Basilikum*

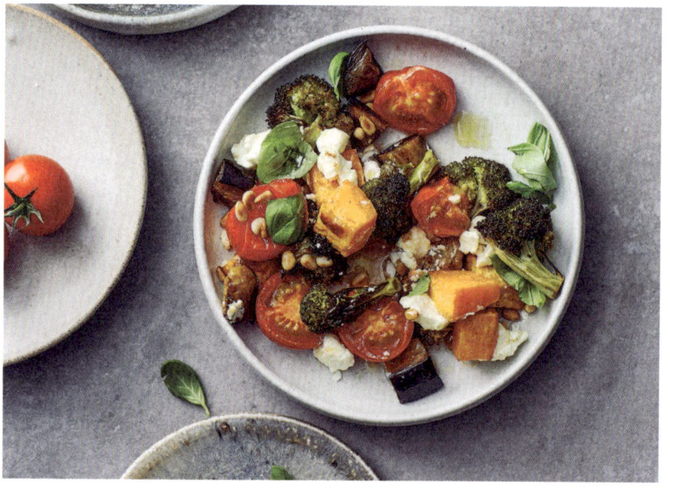

1 Den Backofen auf 180° (Umluft) vorheizen. Die Süßkartoffel gründlich abbürsten, ggf. schälen und grob würfeln. Die Aubergine putzen, waschen und grob würfeln. Den Brokkoli putzen, waschen und in Röschen teilen. Alles mit Öl, Rosmarin, Salz, Pfeffer und Paprikapulver in einer Schüssel mischen. Das Gemüse in einer Auflaufform gleichmäßig verteilen und im Ofen (Mitte) erst ca. 15 Min. vorgaren.

2 Währenddessen den Ziegenkäse würfeln. Die Tomaten waschen und halbieren. Nach ca. 15 Min. Garzeit die Auflaufform aus dem Ofen nehmen und Ziegenkäse, Tomaten und Pinienkerne über dem Süßkartoffel-Mix verteilen. Dann das Gemüse im Ofen (Mitte) in ca. 10 Min. fertig garen.

3 Zum Servieren das Basilikum waschen, trocken tupfen, die Blätter abzupfen und grob hacken. Das Gemüse aus dem Ofen nehmen und auf Teller verteilen, mit dem Basilikum garnieren.

Kohlrabiauflauf mit Mini-Frikadellen

FÜR 2 PERSONEN | 30 MIN. ZUBEREITUNG | 25 MIN. GAREN
NÄHRWERT PRO PORTION: CA. 585 KCAL | 40 G EW | 35 G F | 28 G KH

SCHMECKT DER GANZEN FAMILIE

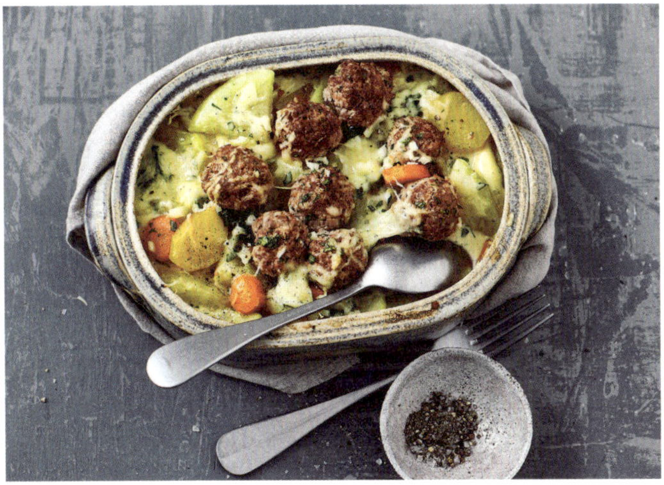

2 mittelgroße Möhren
1 festkochende Kartoffel (ca. 80 g)
2 mittelgroße Kohlrabi (ca. 800 g)
1 TL Gemüsebrühe (Instant)
1 Zwiebel
1 Knoblauchzehe
150 g Kochsahne (15 % Fett)
2 Eier
4 EL gehackte Petersilie (frisch oder TK)
Salz, Pfeffer
frisch geriebene Muskatnuss
50 g Gouda (am Stück, max. 45 % Fett i.Fr.)
150 g Rinderhackfleisch
1 EL zarte Haferflocken
1 EL Kräuterfrischkäse (16 % Fett)
½ TL mittelscharfer Senf

1 Den Backofen auf 200° vorheizen. Möhren und Kartoffel schälen und in ca. 2 cm dicke Scheiben schneiden. Kohlrabi schälen, vierteln und in Scheiben schneiden. Gemüse mit Brühe in einem Topf knapp mit Wasser bedecken und zugedeckt bei mittlerer Hitze in ca. 8 Min. bissfest dünsten. In ein Sieb abgießen und abtropfen lassen, dann in einer Auflaufform verteilen.

2 Inzwischen Zwiebel und Knoblauch schälen, fein würfeln und mit Kochsahne, Eiern, 3 EL Petersilie, Salz, Pfeffer und Muskatnuss verrühren.

3 Käse fein reiben. Hackfleisch, Flocken, Frischkäse, Senf, übrige Petersilie, Salz und Pfeffer verkneten. Aus der Masse mit angefeuchteten Händen 8 kleine Bällchen formen und auf das Gemüse setzen. Alles mit der Eiersahne übergießen, mit Käse bestreuen und im Backofen (Mitte) ca. 25 Min. garen. Herausnehmen und vor dem Servieren kurz abkühlen lassen.

Zucchini-Bärlauch-Pasta mit Tomaten

FÜR 2 PERSONEN | 30 MIN. ZUBEREITUNG | 30 MIN. GAREN
NÄHRWERT PRO PORTION: CA. 565 KCAL | 30 G EW | 30 G F | 43 G KH

WÜRZIGES SPAGHETTI-DUO

- *250 g Kirschtomaten*
- *Salz, Pfeffer*
- *3 mittelgroße Zucchini (ca. 750 g)*
- *1 Zwiebel*
- *2 Knoblauchzehen*
- *30 g Bärlauch (ersatzweise 1 ½ EL getr. Bärlauch)*
- *80 g Vollkornspaghetti*
- *1 EL Rapsöl*
- *200 g Frischkäse (16 % Fett)*
- *100 ml Milch (1,5 % Fett)*
- *¼ TL Chilipulver*
- *40 g geraspelter Parmesan*

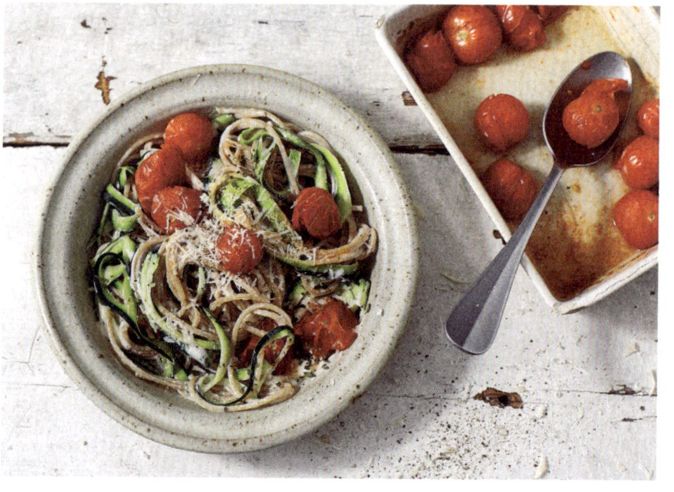

1 Den Backofen auf 200° vorheizen. Tomaten waschen und in eine Auflaufform legen, leicht salzen und pfeffern. Im Backofen (Mitte) ca. 20 Min. garen. Inzwischen Zucchini putzen, waschen und mit einem Sparschäler längs in spaghettiähnliche Streifen hobeln. Zwiebel und Knoblauch schälen und fein würfeln. Den Bärlauch waschen, trocken tupfen und fein schneiden.

2 Die Nudeln in Salzwasser bei mittlerer Hitze in ca. 8 Min. bissfest garen. In der letzten Minute die Zucchini-Spaghetti mitgaren, alles in ein Sieb abgießen und abtropfen lassen.

3 Knoblauch und Zwiebel in einer Pfanne im Öl bei mittlerer Hitze ca. 3 Min. andünsten. Frischkäse und Milch hinzufügen und mit Bärlauch, Chilipulver, Salz und Pfeffer würzen. Die Nudeln in der Bärlauchsauce erwärmen, den Parmesan dazugeben. Die Pasta auf Teller verteilen und mit den Tomaten servieren.

Vollkornspaghetti mit Avocadocreme

FÜR 2 PERSONEN | 15 MIN. ZUBEREITUNG
NÄHRWERT PRO PORTION: CA. 595 KCAL | 12 G EW | 38 G F | 46 G KH

VEGAN

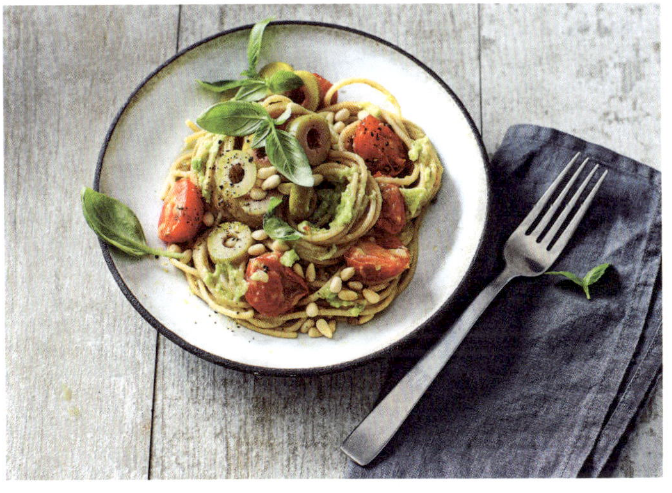

120 g Spaghetti (z. B. aus Vollkorn-Dinkelmehl, ohne Ei)
Salz
1 kleine Zwiebel
1 Knoblauchzehe
120 g Kirschtomaten
4 grüne Oliven (entsteint)
1 reife Avocado
1 EL Limettensaft
Pfeffer
rosenscharfes Paprikapulver
2 EL Olivenöl
1 EL Pinienkerne
einige Basilikumblätter

1 Die Spaghetti nach Packungsanweisung in Salzwasser bissfest garen. In ein Sieb abgießen und abtropfen lassen. Währenddessen Zwiebel und Knoblauch schälen und fein würfeln. Die Tomaten waschen und halbieren. Die Oliven in Scheiben schneiden.

2 Die Avocado halbieren, den Kern entfernen und die Avocado schälen. Das Fruchtfleisch in eine große Schüssel geben und mit einer Gabel zerdrücken, sofort mit dem Limettensaft beträufeln, damit sich die Avocado nicht bräunlich verfärbt. Dann mit Salz, Pfeffer und Paprikapulver würzen.

3 Das Öl in einer Pfanne erhitzen und Zwiebel und Knoblauch darin mit den Pinienkernen andünsten. Die Nudeln kurz dazugeben und unterrühren, anschließend alles mit der Avocadocreme mischen. Das Basilikum waschen und trocken tupfen. Die Pasta auf Teller verteilen und mit Tomaten, Oliven und frischem Basilikum garniert servieren. Sie schmeckt warm und kalt.

Afrikanischer Erdnusstopf

FÜR 2 PERSONEN | 20 MIN. ZUBEREITUNG
NÄHRWERT PRO PORTION: CA. 530 KCAL | 39 G EW | 30 G F | 23 G KH

MACHT LANGE SATT

- *2 Zwiebeln*
- *2 Knoblauchzehen*
- *1 Stück Ingwer (3 cm lang)*
- *2 rote Chilischoten*
- *3 Fleischtomaten*
- *200 g Hähnchenbrustfilet*
- *1 Aubergine*
- *2 EL Erdnussöl*
- *2 EL Tomatenmark*
- *3 EL ungesüßtes Erdnussmus*
- *1 EL gemahlener Kreuzkümmel*
- *1 Msp. Cayennepfeffer*
- *400 ml Hühnerbrühe*

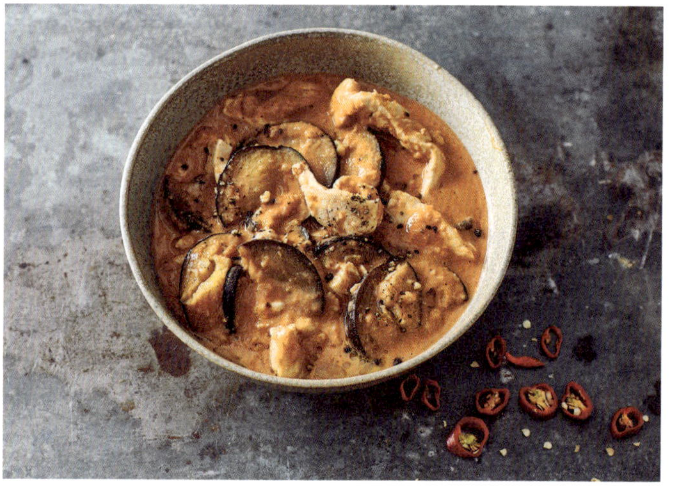

1 Zwiebeln, Knoblauch und Ingwer schälen und grob hacken. Chilischoten längs halbieren, putzen und waschen. Tomaten waschen und in grobe Stücke schneiden, dabei Stielansätze entfernen. Zwiebeln, Knoblauch, Ingwer, Chili und Tomaten in einem hohen Rührbecher mit dem Stabmixer fein pürieren, beiseitestellen.

2 Das Hähnchenfleisch waschen, trocken tupfen und in Streifen schneiden. Die Aubergine putzen, waschen und in dünne Scheiben schneiden. Fleisch und Aubergine in einem großen Topf im Öl ca. 5 Min. andünsten. Das Tomatenmark hinzufügen und alles mit dem Tomaten-Zwiebel-Püree ablöschen.

3 Erdnussmus unterrühren, alles mit Kreuzkümmel und Cayennepfeffer kräftig abschmecken. Brühe hinzufügen und alles einmal aufkochen. Eintopf auf tiefe Teller verteilen und servieren.

Gefüllte Paprika mit schwarzen Bohnen

FÜR 2 PERSONEN | 10 MIN. ZUBEREITUNG | 15 MIN. GAREN
NÄHRWERT PRO PORTION: CA. 560 KCAL | 42 G EW | 32 G F | 23 G KH

PROTEINREICH

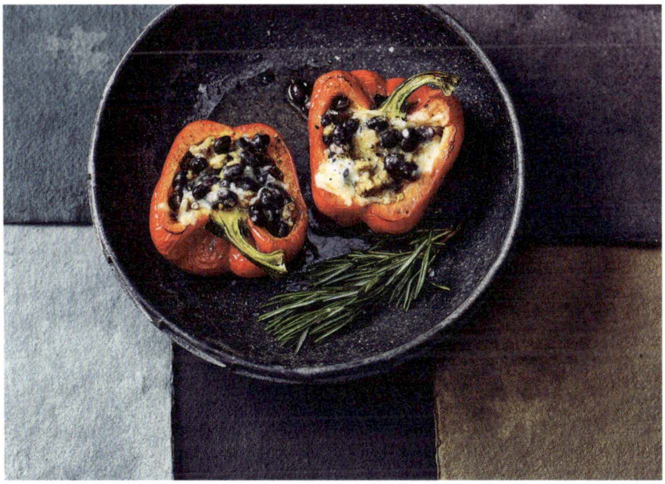

- *2 große rote Paprikas*
- *240 g schwarze Bohnen (aus dem Glas)*
- *150 g geräucherter Tofu*
- *150 g geriebener Emmentaler*
- *1 EL getrockneter Rosmarin*
- *½ TL Knoblauchpulver*
- *Salz, Pfeffer*

1 Den Backofen auf 220° vorheizen. Ein Backblech mit Backpapier belegen. Die Paprikas waschen, halbieren, weiße Trennwände und Kerne entfernen und die Hälften mit der Öffnung nach oben nebeneinander auf das Blech setzen.

2 Die Bohnen in einem Sieb abbrausen und abtropfen lassen. Den Tofu zerbröseln und in eine große Schüssel geben. Bohnen, 75 g geriebenen Emmentaler, Rosmarin, Knoblauch, Salz und Pfeffer hinzufügen und alles gut mischen.

3 Die Paprikahälften mit dem Bohnen-Tofu-Mix füllen und mit dem restlichen Käse bestreuen. Im Ofen (Mitte) ca. 15 Min. garen. Herausnehmen und vor dem Servieren kurz abkühlen lassen.

TIPP: Als Dip passen zu den gefüllten Ofenpaprika 2 EL Kräuterquark oder ein Pesto nach Wahl. Getrocknete Würzzutaten wie Knoblauchpulver oder Zwiebelwürfel sparen Zeit und peppen jedes Gericht auf – ideal für die schnelle Küche!

Blumenkohlbratlinge mit Schinken

FÜR 2 PERSONEN | 30 MIN. ZUBEREITUNG
NÄHRWERT PRO PORTION: CA. 410 KCAL | 31 G EW | 22 G F | 20 G KH

GESUNDES AUS DER PFANNE

- *50 g Edamer (am Stück, 40 % Fett i. Tr.)*
- *50 g zarte Haferflocken*
- *2 Eier*
- *50 g Magerquark*
- *70 g magere Rohschinkenwürfel*
- *250 g Blumenkohlröschen*
- *1 rote Zwiebel*
- *2–3 EL gehackte Petersilie (frisch oder TK)*
- *Salz, Pfeffer*
- *frisch geriebene Muskatnuss*
- *1 EL Rapsöl*

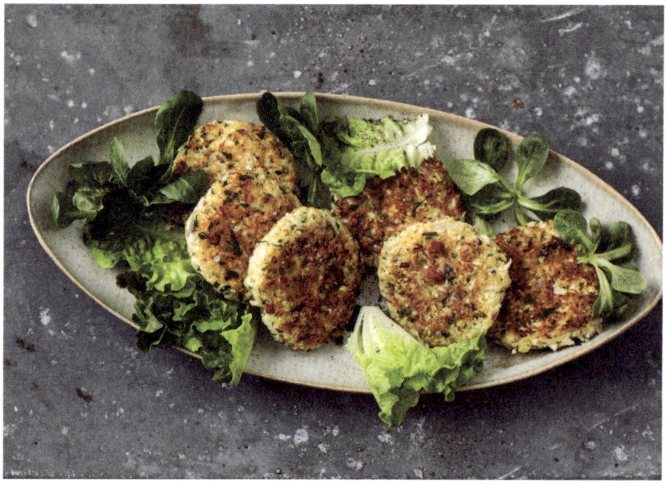

1 Den Käse fein reiben und in einer Rührschüssel mit Haferflocken, Eiern, Quark und Schinken verrühren. Die Masse bis zur weiteren Verarbeitung ziehen lassen.

2 Inzwischen den Blumenkohl waschen, trocken tupfen und im Blitzhacker fein raspeln. Die Zwiebel schälen und in feine Würfel schneiden. Blumenkohl, Zwiebel und Petersilie zur Haferflockenmischung geben und die Bratlingmasse mit Salz, Pfeffer und Muskatnuss würzen.

3 Aus der Masse mit angefeuchteten Händen 6–8 Bratlinge formen. Das Öl in einer Pfanne erwärmen und die Bratlinge darin bei kleiner bis mittlerer Hitze zuerst auf einer Seite 6–7 Min. anbraten. Dann die Bratlinge wenden und auf der anderen Seite ebenfalls 6–7 Min. braten. Herausnehmen und sofort servieren, dazu schmeckt ein grüner Salat.

Zander auf Gemüsebett

FÜR 2 PERSONEN | 30 MIN. ZUBEREITUNG | 25 MIN. GAREN
NÄHRWERT PRO PORTION: CA. 305 KCAL | 29 G EW | 10 G F | 15 G KH

LEICHT UND LECKER

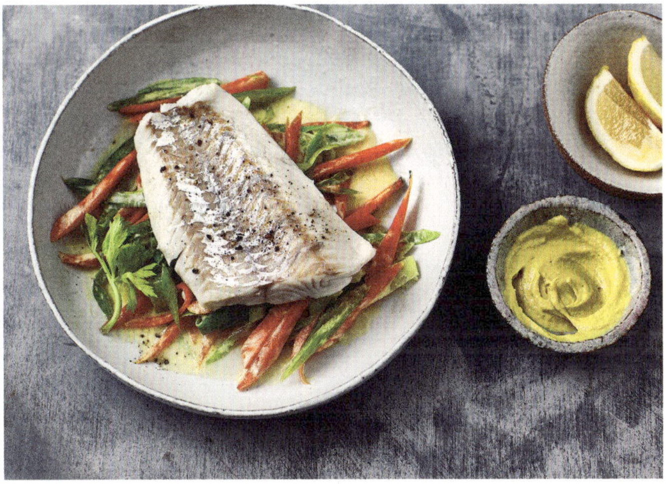

3 Möhren (ca. 350 g)
150 g Staudensellerie
1 Stange Lauch
250 g Zanderfilet (frisch oder TK)
1 EL Zitronensaft
Salz, Pfeffer
100 ml trockener Weißwein
1 EL Rapsöl
100 ml Gemüsebrühe
3 EL saure Sahne
1 EL milder Senf
Zucker

1 Den Backofen auf 180° vorheizen. Möhren und Sellerie schälen und in feine Streifen schneiden. Lauch längs aufschneiden, gründlich waschen und ebenfalls in Streifen schneiden.

2 Fisch waschen, trocken tupfen und in eine Auflaufform legen. Mit Zitronensaft beträufeln, mit Salz und Pfeffer würzen und mit Wein übergießen. Dann im Backofen (Mitte) 10–15 Min. garen. Herausnehmen und warm halten.

3 Inzwischen das Gemüse in einer Pfanne im Öl bei mittlerer Hitze ca. 5 Min. andünsten. Mit Salz und Pfeffer würzen, die Brühe dazugießen und alles zugedeckt noch 2–3 Min. dünsten.

4 Aus der Auflaufform 5–7 EL Fischsud nehmen und zum Gemüse geben. Das Gemüse mit saurer Sahne, Senf und 1 Prise Zucker verrühren und mit Salz und Pfeffer abschmecken. Das Gemüse auf Teller verteilen und den Zander daraufsetzen.

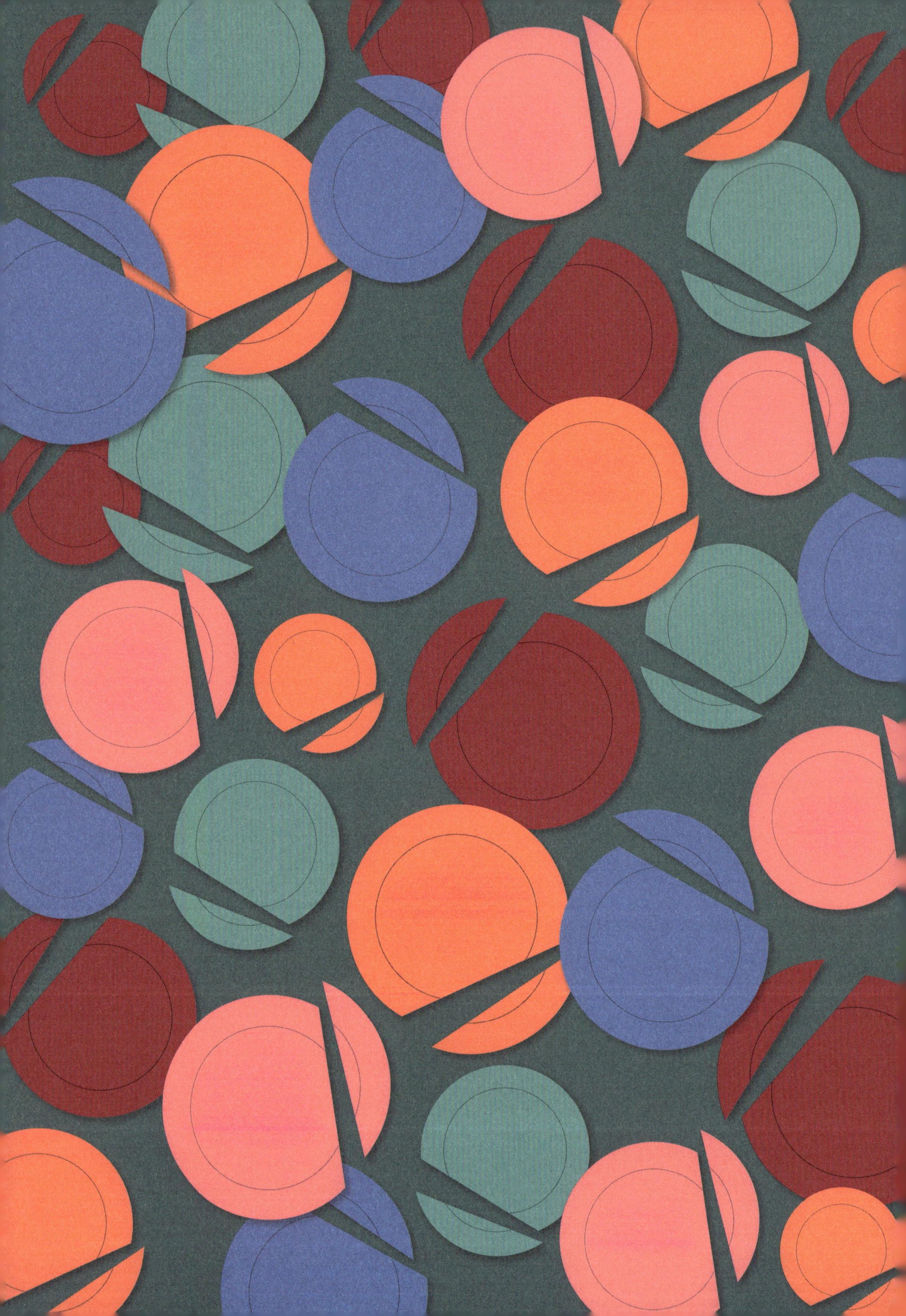

DER AKTIONS-PLAN

KLEINE ÄNDERUNGEN – GROSSE WIRKUNG

Mini-Veränderungen garantieren Ihnen den Abnehmerfolg. Legen Sie nun Ihre persönlichen Aktionen fest, probieren Sie die Maßnahmen aus und lassen Sie die Handlungen nach und nach zur Dauerlösung werden.

MEINE GESAMMELTEN MASSNAHMEN

Halten Sie hier Ihre persönlichen Maßnahmen fest, die Sie sich auf den Seiten vorher nach und nach erarbeitet haben. Schreiben Sie einfach wild drauf los – dies ist erst einmal nur die erste Sammlung.

AUS DEM SELBST-CHECK

(S. 12):

FÜR MEINEN ESSTYP

(AB S. 18):

AUS DEM ERNÄHRUNGS-TAGEBUCH (S. 32):

VOM TELLERPRINZIP

(S. 40):

MEIN PERSÖNLICHER EIWEISSBEDARF (S. 44):

MEINE NEUE TRINK-ROUTINE (S. 55):

MEINE NEUEN BEWEGUNGSGEWOHNHEITEN (S. 97):

AUS DEM SCHLAFTAGEBUCH (S. 101):

MEINE ENTSPANNUNGSMETHODEN (S. 103):

WEITERE MASSNAHMEN:

BASICS FÜR IHREN AKTIONSPLAN

Kleine Schritte und nur möglichst wenig verändern – das ist die Devise beim 20:80-Prinzip. Ändern Sie also nur, wovon Sie wirklich überzeugt sind, dass Sie es dauerhaft durchführen können, sonst programmieren Sie einen Misserfolg.

ABNEHMEN MIT DEM AKTIONSPLAN

Auf S. 84 haben Sie viele Maßnahmen für Ihren Aktionsplan gesammelt. Jetzt geht es an die Priorisierung! Sortieren Sie die Maßnahmen aus Ihrer Sammlung nun nach Machbarkeit und nach dem größten Effekt auf S. 88. Auf diese Weise erhalten Sie Ihre ganz konkreten Handlungsanweisungen – nämlich Ihren persönlichen Aktionsplan, der Sie zu Ihrem Wohlfühlgewicht führt.

Wenn Sie eine Maßnahme durchgesetzt und zur Gewohnheit gemacht haben, geht es an die nächste.

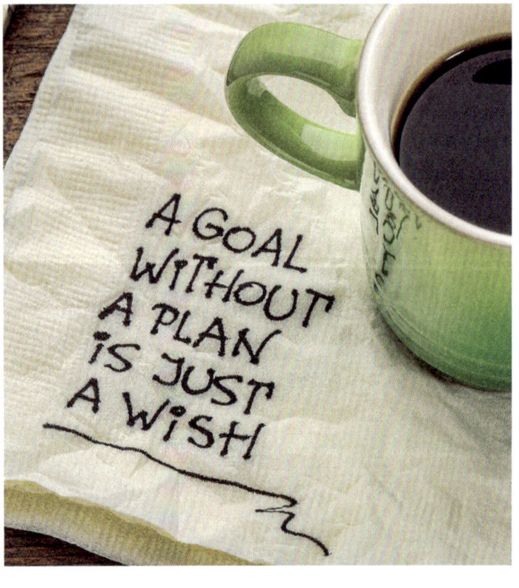

Wenn es mit einer Maßnahme einmal hapert, überspringen Sie diese erst einmal und üben die nächste ein. Es geht darum, dass das 20:80-Prinzip Ihren Ernährungsalltag durchdringt – denn Sie wollen sich ab sofort ja ein Leben lang so ernähren. Nehmen Sie sich Zeit für diese Entscheidungen, und seien Sie geduldig mit sich. Es herrscht hier mal ausnahmsweise kein Zeitdruck!

Entwickelt sich der Erfolg nicht so, wie Sie es sich vorstellen, kann es ratsam sein, Ihre Ernährungsanalyse und Ihre Maßnahmen mit einem Spezialisten zu besprechen. Denn Übergewicht ist eine chronische Erkrankung und damit eine Daueraufgabe. Professionelle Hilfe können Sie bei einer gelernten Ernährungsfachkraft (Oecotrophologe/-in oder Diätassistent/in) oder in einer sogenannten Schwerpunktpraxis Ernährungsmedizin erhalten (www.bdem.de, s. Adressen S. 108). Sie sind es sich wert – geben Sie nicht auf!

ADD-ONS FÜR IHREN AKTIONSPLAN

Ihr Aktionsplan mit seinem individuellen Maßnahmenpaket wird leichter zu realisieren sein, wenn er eine solide Grundlage hat. Ein paar kleine Helfer können Sie dabei unterstützen, Ihren Aktionsplan in die Tat umzusetzen und Ihre guten Vorsätze auch wirklich durchzuziehen. Legen Sie auf der folgenden Seite fest, wer und was Sie motiviert.

1. **Jede Maßnahme sollte klein sein. Gehen Sie immer nur Mini-Schritte. Krempeln Sie sich nicht um.**

→ Meine erste Maßnahme ist:

2. **Sattheit und Zufriedenheit sind das oberste Ziel. Essen Sie nie etwas NUR, weil Sie meinen, es sei gesund oder würde beim Abnehmen helfen.**

→ Dieses Rezept werde ich als Erstes kochen:

3. **Seien Sie neugierig. Kämpfen Sie gegen die in uns Menschen angelegte Angst vor Neuem (Neophobie) an.** Wir Menschen essen nicht etwas, weil wir es von vorneherein mögen, sondern wir mögen etwas, weil wir etwas (regelmäßig) essen. Angst vor neuen, ungewohnten Lebensmitteln ist eine ernst zu nehmende Blockade auf dem Weg zu einer verbesserten Ernährung. Deshalb nur Mut: Lassen Sie sich ruhig auf ungewohnte Geschmacksexperimente ein.

→ Diese neue Zutat will ich ausprobieren:

4. **Suchen Sie sich Verbündete.** Wenn Sie Ihrem Partner / Ihrer Partnerin und Ihrer Familie oder Ihren Kollegen und Freunden Raum geben, Sie bei Ihrer Ernährungsumstellung nach dem 20:80-Prinzip zu unterstützen, wird alles noch einfacher. Wir Menschen sind soziale Wesen und handeln am liebsten im vertrauten Umfeld. Am besten ist, wenn alle durch Sie inspiriert sind und mit an einem Strang ziehen.

→ Meine Verbündeten sind:

5. **Setzen Sie sich ein Gewichtsziel, aber nicht zu hoch.** Beim Crashdiäten-Gewichtsverlust schmilzt nur die Muskelmasse und Sie nehmen die Kilos nach der Diät (doppelt) wieder zu.

→ Mein Gewichtsziel (vgl. S. 16):

6. **Rückschläge gehören zum Leben. Akzeptieren Sie Rückfälle in alte Gewohnheiten.** Das bedeutet nicht das Ende Ihrer Bemühungen. Manchmal kann bei einer solchen Krise sinnvoll sein, bei dem bisher Erreichten zu verharren und erst mal auf eine andere Maßnahme aus dem Aktionsplan zu setzen, die leichter fällt. In der nächsten Woche können Sie es dann nochmals versuchen.

→ Meine Strategie, wenn mal etwas schiefgeht:

7. **Ohne Achtsamkeit beim Essen ist der Erfolg in Gefahr.** Schaffen Sie sich bei jeder Mahlzeit ein ruhiges Umfeld, decken Sie sich den Tisch schön ein (das funktioniert auch im Büro am Schreibtisch!). Nehmen Sie sich 20 Minuten Zeit, und genießen Sie jeden Bissen und jeden Schluck, die Sie zu sich nehmen. Unterstützend kann ein Achtsamkeitstraining wirken (zum Beispiel MBSR oder Meditation). Das ist ein Schlüssel zu einem bewussten Leben, wozu auch bewusstes Essen gehört.

→ Meine Strategie für mehr Achtsamkeit:

MEIN AKTIONSPLAN

Jetzt wird es Zeit, Ihre gesammelten Maßnahmen zu priorisieren, wodurch sich Ihr individueller Aktionsplan ergibt. Sobald eine Maßnahme zur Gewohnheit geworden und fest in Ihrem Leben integriert ist, nehmen Sie die nächste in Angriff.

MEINE TOP-15-MASSNAHMEN

(NACH PRIORITÄT SORTIERT):

1 ______

2 ______

3 ______

4 ______

5 ______

6 ______

7 ______

8 ______

9 ______

10 ______

11 ______

12 ______

13 ______

14 ______

15 ______

DAS FÄLLT MIR SCHWER UND ICH VERSCHIEBE ES AUF SPÄTER:

Schritt für Schritt zum Erfolg

DAS FÄLLT MIR BESONDERS LEICHT:

-
-
-
-
-
-
-

DIESE ALTEN LIEBLINGSGEWOHNHEITEN MÖCHTE ICH BEIBEHALTEN:

-
-
-
-
-
-
-

MEINE FOOD-HIGHLIGHTS

Durch Ihre Ernährungsumstellung haben Sie bereits viele neue Gerichte kennen – und lieben – gelernt. Mit der Zeit werden Sie noch mehr Erfahrungen machen. Halten Sie fest, was Ihnen gut schmeckt.

WENN ES GANZ SCHNELL GEHEN MUSS, ESSE ICH:

....

....

....

....

MEIN LIEBSTES POWER-FRÜHSTÜCK:

DAS BESTE GESUNDE DESSERT:

MEIN TRICK BEI HEIßHUNGER:

DIESE ZUTATEN MUSS ICH IMMER AUF LAGER HABEN:

YUMMY! DAS MUSS ICH NOCHMAL KOCHEN:

1
2
3
4
5

EXPRESSKOCHEN –

GUTE PLANUNG IST ALLES

Wer wenig Zeit für Einkaufen und Kochen hat, muss auf gesunden Genuss trotzdem nicht verzichten. Mit schlauen Tipps und Tricks für Vorbereitung und Aufbewahrung kommen Sie im Turbotempo an Schlankmacher-Gerichte.

PRAKTISCHE GEFÄSSE ZUM MITNEHMEN

Luftdicht verschließbare Kunststoff-, Glas- oder Metallbehälter sind ideal, um vorgekochte Mahlzeiten nach dem Abkühlen im Kühlschrank zu lagern und dann zum Beispiel mit ins Büro zu nehmen. Es gehen aber auch Schraub- oder Weckgläser, beispielweise für Müsli oder Salat.

KURZE GARZEITEN

Gemüse aus dem Tiefkühlfach und Hülsenfrüchte aus der Dose haben kurze Garzeiten und sind zudem schon geputzt. Halten Sie sich bei TK-Ware an die Packungsanweisung! Bei Fleisch und Fisch möglichst auf dünne Scheiben achten, die sind schneller durchgegart. Auch Eierspeisen, Pasta aus Hülsenfrüchten oder Couscous sind ruckzuck fertig.

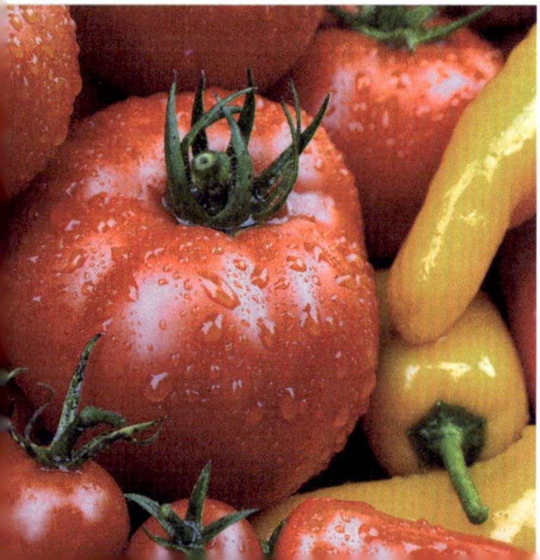

VIELSEITIGE TALENTE

Suchen Sie Zutaten für den Vorrat, die sich möglichst vielseitig einsetzen lassen. Mit Gemüse wie Zucchini, Möhren, Brokkoli, Paprika oder Pilzen können Sie Zeit sparen. Den Vorratsschrank bestücken Sie am besten mit Eiweißklassikern aus der Dose wie Kidneybohnen, Kichererbsen oder weißen Bohnen. Ebenso gehören immer Amarant, Quinoa und Hirse, Nüsse, Vollkornbrot und -reis ins Regal zuhause.

HALTBARKEIT DER GERICHTE

Vorgegarte Mahlzeiten und durchgebratenes Fleisch oder Fisch halten sich in luftdicht verschlossenen Boxen bis zu drei Tage im Kühlschrank. Das gilt übrigens auch für Pilze und Spinat. Ansonsten können Sie gekochte Speisen in der Größe einer Mahlzeit einfrieren – dann rechtzeitig auftauen!

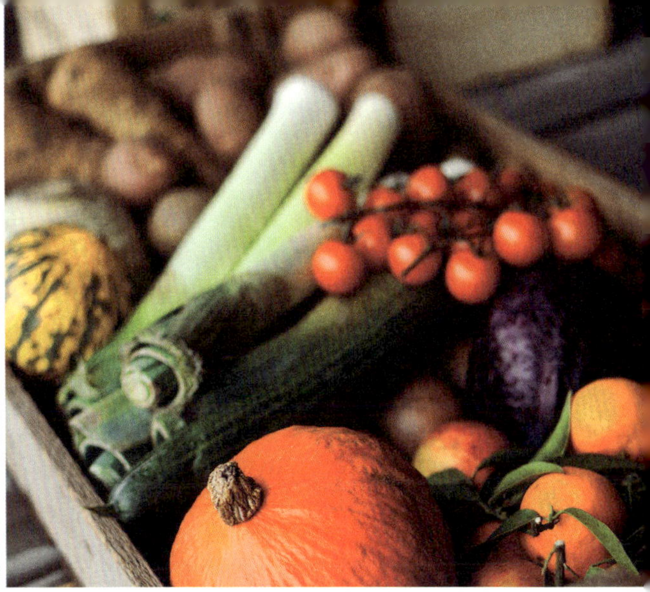

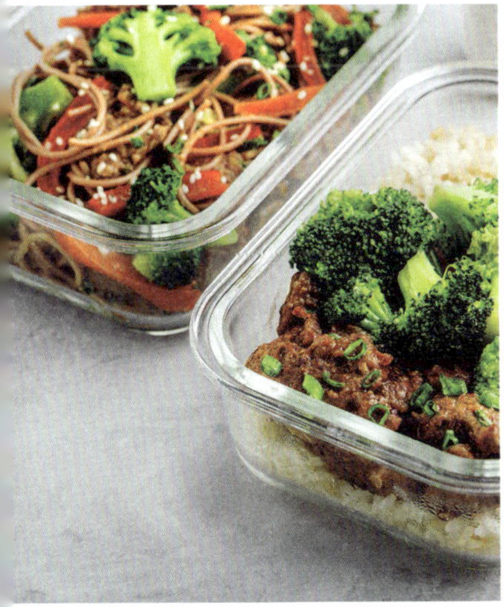

MEAL-PREP

Wenn Sie sich einen festen Tag pro Woche vornehmen – zum Beispiel Sonntagnachmittag oder -abend –, um für die Woche vorzukochen, sparen Sie eine Menge Zeit. Hier empfiehlt es sich, die Zutatenmengen von zwei oder drei Gerichten vom Speiseplan zu erhöhen und anschließend portionsweise einzufrieren. Tipp: Es spart auch schon Zeit, wenn Sie nur die Zutaten für mehrere Tage vorbereiten (Rohkost schnibbeln oder raspeln, Hähnchenfilet vorbraten, Eier hart kochen).

ÖKOKISTE & CO.

Einkaufen kostet Sie viel Zeit und Nerven? Das können Sie sich sparen, wenn Sie sich beispielsweise wöchentlich eine Biokiste liefern lassen mit – je nach Anbieter – Gemüse, Obst, oft auch Käse und Eiern. Inzwischen bieten auch Supermärkte in größeren Städten Lieferdienste gegen einen geringen Aufpreis an. Es hilft aber genauso, die Einkäufe gezielt zu bündeln. Denn normalerweise halten auch frische Zutaten wie Milchprodukte, Obst und Gemüse etwa eine Woche, wenn sie im Kühlschrank aufbewahrt werden.

SCHNELLES GEMÜSE

Praktisch ist Gemüse, das nicht geschält werden muss, wie Paprika, Zucchini, Tomaten, Zuckerschoten, grüne Bohnen, Staudensellerie oder Pilze. Auch Möhren müssen Sie nicht schälen – sofern sie aus Bioanbau stammen. Die wertvollsten Nährstoffe sitzen ohnehin direkt unter der Schale. Bei Pflücksalat, Rucola oder Feldsalat reicht gründliches Waschen – die Blätter müssen nicht mehr in mundgerechte Stücke zerkleinert werden.

NOBODY IS PERFECT

Bei der 20:80-Methode müssen Sie nicht perfekt sein: Betrachten Sie Rückschläge als Chancen, es besser zu machen. Schreiben Sie sich kleine Fehltritte lieber von der Seele und seien Sie stolz auf Ihre bisherigen Erfolge.

FEHLER, DIE MIR PASSIERT SIND:

STRATEGIEN, UM ES BESSER ZU MACHEN:

DAS HABE ICH ALLES SCHON ERREICHT:

....

....

....

....

ICH BIN BESONDERS STOLZ AUF:

....

....

....

....

FIT DURCH BEWEGUNG

Um nachhaltig Gewicht zu verlieren, müssen Sie Ihre Ernährung ändern. Doch auch Bewegung spielt dabei eine Rolle: Sie hält den Stoffwechsel auf Trab – und ist darüber hinaus der beste Gesundheitsschutz überhaupt.

DAS GESUNDHEITSPLUS

Wer glaubt, es würde helfen, über Bewegung eine zu viel aufgenommene Kalorienmenge zu reduzieren, liegt (leider) falsch. Es sei denn, Sie verfügen über reichlich Zeit. Für eine Pizza Salami bräuchten Sie eine Stunde Brustschwimmen, um die Kalorien zu verbrennen. Für eine leckere Streuselschnecke müssten Sie fast drei Stunden Kraftsport machen. Trotzdem ist Bewegung für einen gesunden, schlanken Körper essenziell: Indem Sie versuchen, sich tagsüber so viel wie möglich zu bewegen, tun Sie Ihrem Stoffwechsel etwas Gutes. Wer sich viel bewegt, kräftigt außerdem seine Muskulatur und verbrennt dadurch auch im Ruhezustand mehr Energie. Gezieltes Training sorgt zudem für eine gute Verletzungsprophylaxe, eine stabile Haltung und weniger Rückenprobleme – wichtig für Menschen, die viel sitzen. Nicht zuletzt stärkt Bewegung das Immunsystem und sorgt dafür, dass Sie besser Stress abbauen und ausgeglichener sind.

SO WERDEN SIE FIT

Wer kennt sie nicht, diese Tipps? Zur Kollegin hingehen statt anrufen, keine Treppe auslassen, den Drucker im nächsten Stock verwenden. Nicht mit dem Auto zur Arbeit fahren, sondern mit dem Fahrrad, oder eine Station früher aus Bus oder Zug steigen und den Rest zu Fuß gehen. Stimmt alles – tatsächlich bringt regelmäßige Alltagsaktivität mehr, als zweimal die Woche zu joggen oder zu walken. Nutzen Sie daher jede Gelegenheit – am besten fünf bis zehn Minuten pro Stunde – und verwenden Sie die Zeit, um ein paar Dinge im Gehen zu erledigen oder sich einfach zu strecken.

FÜR IHREN AKTIONSPLAN

Wie aktiv sind Sie am Tag? Wie viel Bewegung bekommen Sie durch Alltagstätigkeiten wie Haus- oder Gartenarbeit? Wie oft machen Sie gezielte Übungen, um Ihre Muskulatur zu stärken? Reflektieren Sie Ihr eigenes Bewegungsverhalten für eine Woche und tragen Sie hier Ihre Werte ein:

Tag 1: ________ Minuten Bewegung/Tag.

Tag 2: ________ Minuten Bewegung/Tag.

Tag 3: ________ Minuten Bewegung/Tag.

Tag 4: ________ Minuten Bewegung/Tag.

Tag 5: ________ Minuten Bewegung/Tag.

Tag 6: ________ Minuten Bewegung/Tag.

Tag 7: ________ Minuten Bewegung/Tag.

Es besteht noch Optimierungsbedarf? Dann nehmen Sie sich kleine Veränderungen vor und tragen diese in Ihren Aktionsplan ein. Inspirationen finden Sie rechts.

MENSCH, BEWEG DICH!

Welche kleinen Maßnahmen können Sie ohne großen Aufwand in Ihren Alltag integrieren? Setzen Sie sich realistische Ziele für Ihre neue Bewegungsroutine.

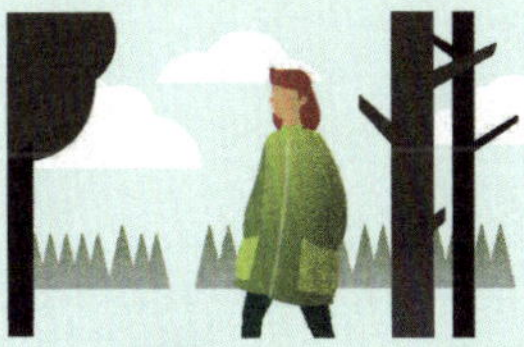

SPAZIEREN GEHEN

mein Ziel:

.... **Minuten pro Tag**

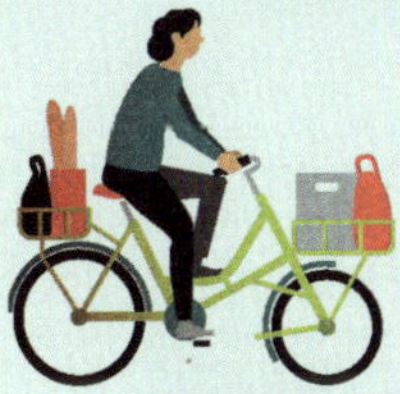

RAD STATT AUTO

mein Ziel:

.... **x pro Woche**

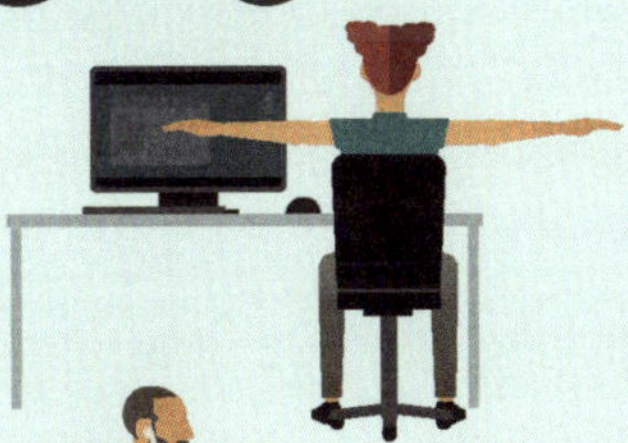

BEWEGUNG AM ARBEITSPLATZ (5 MIN.)

mein Ziel:

.... **x pro Tag**

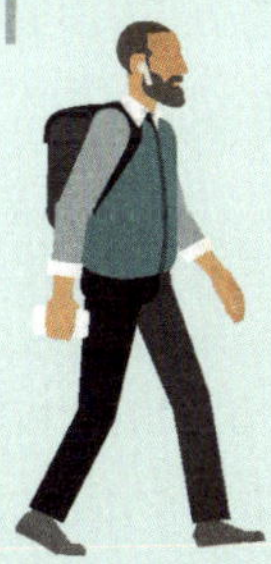

ARBEITSWEG (TEILWEISE) **ZU FUSS**

mein Ziel:

.... **x pro Woche**

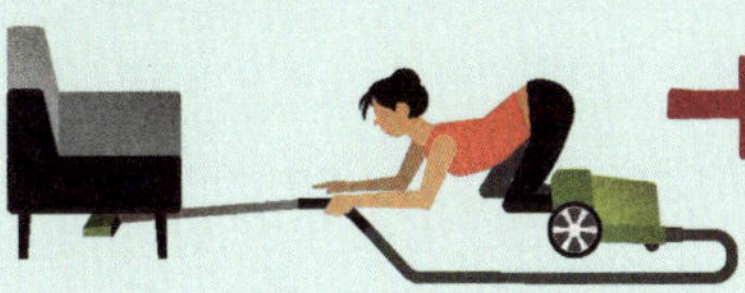

BEWEGUNG IM HAUSHALT

mein Ziel:

.... **x pro Tag**

MEIN MINI-WORKOUT

Wer seine Muskeln kräftigt, tut damit nicht nur Gesundheit und Figur etwas Gutes: Krafttraining verbessert das Körpergefühl und stärkt das Selbstbewusstsein. Diese einfachen Übungen können Sie immer und überall machen.

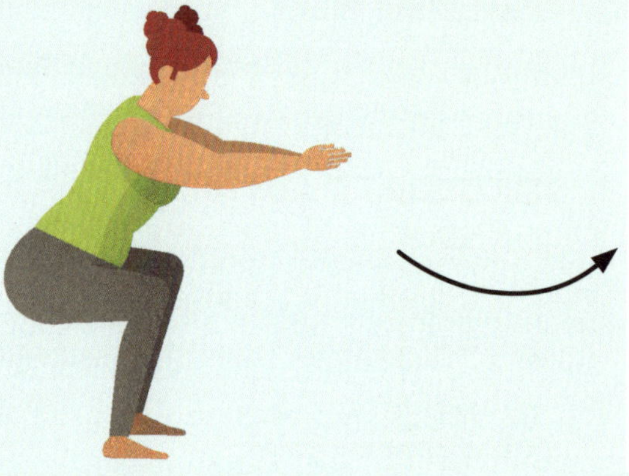

KNIEBEUGE

Füße hüftbreit aufstellen, Zehen zeigen nach vorne. Po möglichst tief nach hinten senken, so als würde man sich auf einen Stuhl setzen, und wieder aufrichten. Knie dabei nicht nach vorne schieben, Rücken gerade lassen, Kopf in Verlängerung der Wirbelsäule.
3 Durchgänge mit je 8–12 Wiederholungen. Trainiert Beine und Po.

WADENHEBEN

Füße nah nebeneinander aufstellen, Rücken gerade. Fersen vom Boden abheben, Gewicht auf die Ballen verlagern, so als wolle man sich auf die Zehenspitzen stellen. Wieder nach unten abrollen, bis kurz über dem Boden. Erneut anheben.
3 Durchgänge mit je 8–12 Wiederholungen. Trainiert Wadenmuskulatur und aktiviert die Venenpumpe zur besseren Durchblutung.

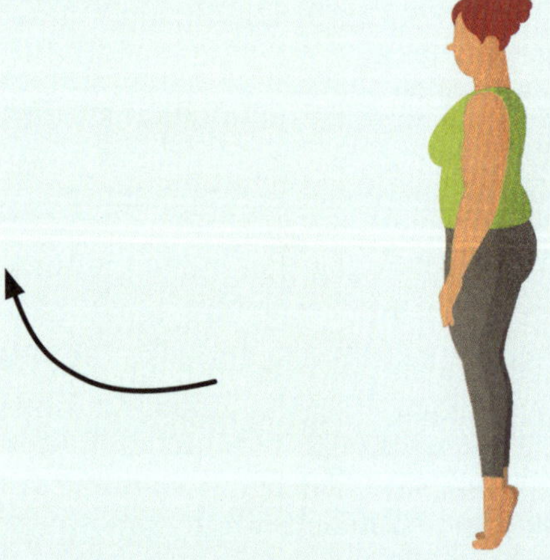

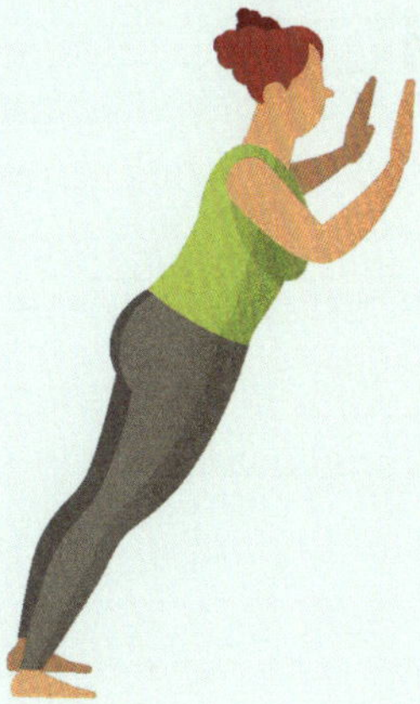

WANDLIEGESTÜTZ

Mit etwas Abstand vor eine Wand stellen, Füße hüftbreit. Mit den Händen an der Wand abstützen. Arme beugen, bis der Kopf fast die Wand berührt. Die Ellenbogen zeigen nach hinten, der Rücken bleibt gerade. Arme wieder strecken.
3 Durchgänge mit je 8–12 Wiederholungen. Stärkt Brust und Arme.

DIPS

Mit den Handflächen auf der Kante eines Stuhls abstützen. Arme strecken und mit dem Po vor den Stuhl wandern. Beine nach vorne ausstrecken, Rücken gerade lassen. Arme beugen, sodass die Ellenbogen nach hinten zeigen. Po absenken, bis er fast den Boden berührt, wieder nach oben drücken.
3 Durchgänge mit je 8–12 Wiederholungen. Trainiert Schulter und Arme – vor allem die unliebsamen »Winkearme«.

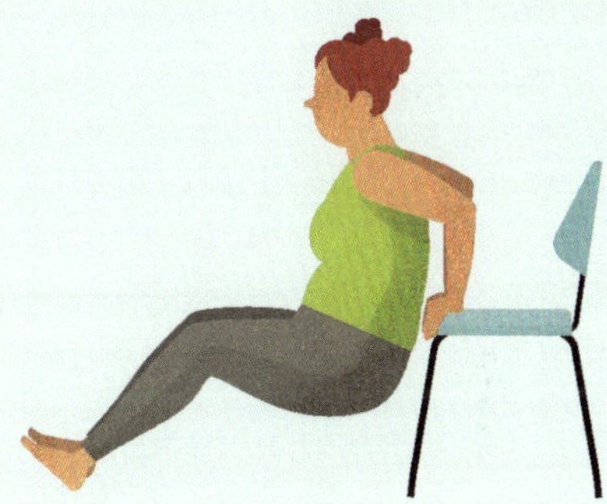

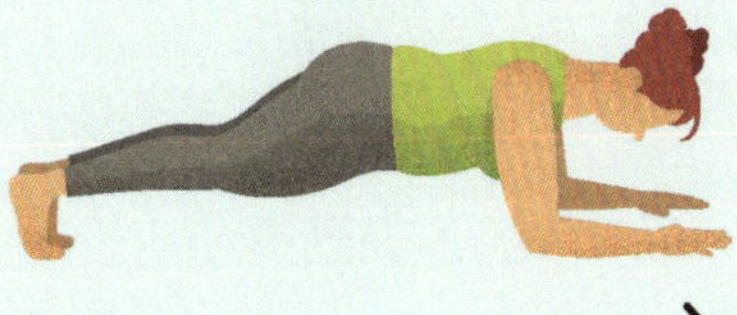

UNTERARMSTÜTZ

Auf den Boden legen, die Unterarme neben dem Körper platzieren, die Ellenbogen auf Schulterhöhe. Füße aufstellen und Körper anheben, Po tief lassen. Position so lange wie möglich halten.
3 Durchgänge mit je 30–90 Sekunden. Kräftigt Bauch und Rumpf.

SCHLANK DANK SCHLAF

Die besten Aussichten auf ein langfristiges Wohlfühlgewicht haben Sie, wenn Sie neben gesunder Ernährung und ausreichender Bewegung auch auf genügend Schlaf achten.

DICK DURCH SCHLAFMANGEL

Zu wenig oder gestörter Schlaf bringen den Schlaf-Wach-Rhythmus aus dem Takt und stören damit den Hormonhaushalt und in Folge auch unseren Stoffwechsel. Schlafmangel macht außerdem hungrig. Tatsächlich nehmen »schlechte« Schläfer leichter zu und schwerer ab: Studien konnten beweisen, dass Menschen mit zu wenig Schlaf bis zu 55 Prozent weniger abgenommen haben als eine ausgeruhte Vergleichsgruppe! Aber nicht nur für die Gewichtsabnahme ist der Schlaf wichtig. Auch der Muskelaufbau findet überwiegend nachts statt. Gönnen Sie Ihrem Körper diese wertvollen Stunden! Wie viele es genau sein müssen, ist individuell unterschiedlich: Jeder Mensch hat ein ganz persönliches Schlafbedürfnis. Die meisten Erwachsenen brauchen zwischen sechs und acht Stunden Schlaf pro Nacht. Es gibt aber auch Kurzschläfer, die mit weniger auskommen, ohne tagsüber schläfrig zu werden. Andere benötigen hingegen mehr Schlaf, um richtig fit zu sein.

BESSER SCHLAFEN

Späte Mahlzeiten, Rohkost, Koffein und blaues Licht können den Schlaf stören, deshalb sollten Sie darauf verzichten. Feste Rituale fördern einen guten Schlaf. Nehmen Sie sich insbesondere in der Zeit vor dem Abendessen eine Auszeit vom Tagesstress. Gehen Sie ab einer selbst gesetzten Zeit nicht mehr ans Telefon und genießen Sie alles, was jetzt entspannend wirkt (S. 102). Sie können sich sogar bereits am Tag etwas Gutes tun, das Ihnen das Schlafen erleichtert: Gehen Sie in der Mittagspause möglichst hinaus ins Freie. Jetzt herrscht – auch bei Wolken – die höchste Lichtintensität. Unter der Einwirkung von Tageslicht wird das Hormon Serotonin gebildet. Das sorgt tagsüber für gute Laune und wird nach Einbruch der Dunkelheit in das Schlafhormon Melatonin umgewandelt.

FÜR IHREN AKTIONSPLAN

Wie sieht Ihr Schlafverhalten aus? Wie viel Stunden pro Nacht schlafen Sie? Und noch wichtiger: Wie fühlen Sie sich am nächsten Morgen? Protokollieren Sie eine Woche lang Ihre Schlafroutine. Gehen Sie zum Beispiel zu unregelmäßigen Zeiten ins Bett und sind tagsüber müde? Dann nehmen Sie sich als Maßnahme in Ihrem Aktionsplan auf S. 84 bzw. 88 vor, dies zu ändern. Schlafen Sie dauerhaft weniger als fünf Stunden pro Nacht? Dann setzen Sie sich als Ziel, früher ins Bett zu gehen. Surfen Sie auf Ihrem Smartphone und haben Probleme beim Einschlafen? Überdenken Sie Ihre Einschlafrituale. Probieren Sie aus, was Ihnen hilft.

MEIN SCHLAFTAGEBUCH

WOCHEN-TAGE	ZUBETT-GEHZEIT	AUFSTEH-ZEIT	WACH-PHASEN	ANMERKUNG
MO				**Durchgeschlafen:** ☐ Ja ☐ Nein **Gefühl am nächsten Morgen:**
DI				**Durchgeschlafen:** ☐ Ja ☐ Nein **Gefühl am nächsten Morgen:**
MI				**Durchgeschlafen:** ☐ Ja ☐ Nein **Gefühl am nächsten Morgen:**
DO				**Durchgeschlafen:** ☐ Ja ☐ Nein **Gefühl am nächsten Morgen:**
FR				**Durchgeschlafen:** ☐ Ja ☐ Nein **Gefühl am nächsten Morgen:**
SA				**Durchgeschlafen:** ☐ Ja ☐ Nein **Gefühl am nächsten Morgen:**
SO				**Durchgeschlafen:** ☐ Ja ☐ Nein **Gefühl am nächsten Morgen:**

ENDLICH ENTSPANNT

Stress macht dick! Das haben Sie sicher schon öfter gehört. Jedoch ist jeder Mensch in seinem Alltag Belastungen ausgesetzt. Denn gänzlich vermeiden lassen sich anstrengende Situationen meist nicht. Wichtig ist vor allem, wie man sie managt.

STRESSBEDINGTES BAUCHFETT

Mit dem Kauf dieses Buchs haben Sie sich schon dazu entschlossen, besser auf sich zu achten. Das ist ein wichtiger, erster Schritt in Sachen Stressmanagement – und ein weiterer Schritt auf Ihrem Weg zum dauerhaften Wunschgewicht. Denn: Immer häufiger sind als Dick- und Krankmacher psychosoziale Faktoren, wie Stress oder emotionale Dauerbelastung in Job oder Familie, im Gespräch. Eine Langzeitstudie an der London Medical School unter Leitung von Eric J. Brunner zeigte, dass eine dauernde emotionale Belastung eine Gewichtszunahme – vor allem am Bauch – begünstigt. Es gilt also als gesichert: Wer dauergestresst ist, hat eine um 60 Prozent erhöhte Wahrscheinlichkeit, überflüssige Pfunde zu sammeln.

WARUM WIR ZUNEHMEN

Wer permanent unter Druck steht, hat kaum Zeit, vernünftig zu essen, oder entwickelt oft verheerende Essgewohnheiten. Unter Stress wächst der Appetit auf Süßes und Fettes – die kleinen Glückskicks. Weil dann aber der Zuckergehalt im Blut schnell wieder abfällt, entsteht Lust auf noch mehr Schokoriegel, Milchshakes, Kuchenstücke – häufig auch in Form von Heißhunger. Außerdem sorgen Stresshormone wie Cortison dafür, dass die Körperwahrnehmung beim Essen gestört ist und der Fettabbau gehemmt wird. Es stellt sich kein natürliches Gefühl für Sättigung und Entspannung mehr ein. Nahrungsfette werden bei Stress anders verwertet und landen in den (Fett-)Reserven.

SOS-HILFE

Eine einfache Atemübung hilft, Sie in akut stressigen Situationen sofort zu beruhigen – sie stammt aus dem Zenbuddhismus und senkt Ihren Stresshormonspiegel: Atmen Sie ein und dann wieder aus. Zählen Sie nur den ausfließenden Atem dabei innerlich mit »Eeeeeiiiiiiinnnnnnnnsss«, bis der Atemzug von alleine ausgeatmet ist. Sie brauchen nichts dafür tun. Das wiederholen Sie, bis Sie bei der Zahl Zehn angekommen sind.

FÜR IHREN AKTIONSPLAN

Was könnte Ihnen dabei helfen, besser zu entspannen? Erstellen Sie auf der Seite rechts Ihren ganz persönlichen Relax-Guide und tragen Sie entsprechende Maßnahmen in Ihrem Aktionsplan S. 84 bzw. 88 ein. Erinnern Sie sich in der nächsten stressigen Situation daran. Zum Beispiel: Statt zum Schokoriegel zu greifen, gehe ich zehn Minuten an die frische Luft.

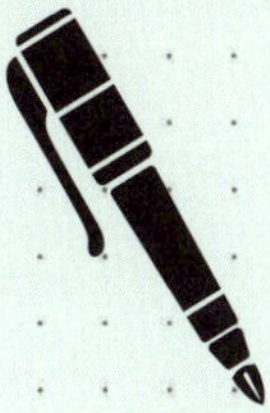

MEIN RELAX-GUIDE

Nicht jeder Mensch entspannt gleich: Der eine hört klassische Musik, der andere braucht ein warmes Bad. Alles ist erlaubt – Hauptsache, Sie greifen bei Stress nicht in die Süßigkeitenschublade. Was tut Ihnen gut? Kreuzen Sie an.

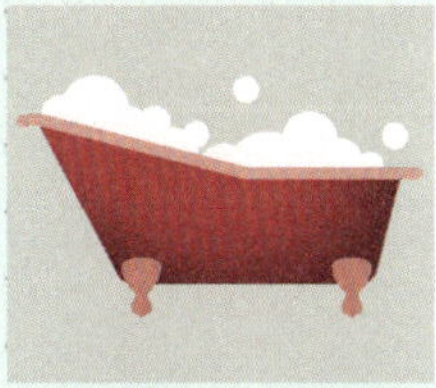

AB IN DIE BADEWANNE

☐

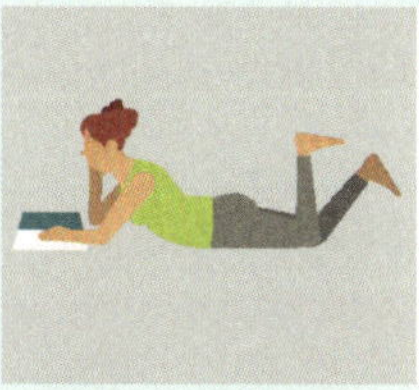

EINFACH MAL FAUL SEIN

☐

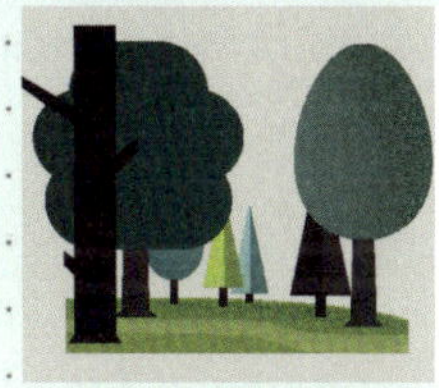

RAUS ZUM SPAZIERGANG

☐

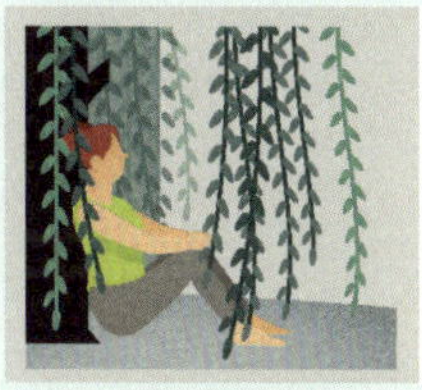

AN EINEN BESONDEREN ORT ZURÜCKZIEHEN

☐

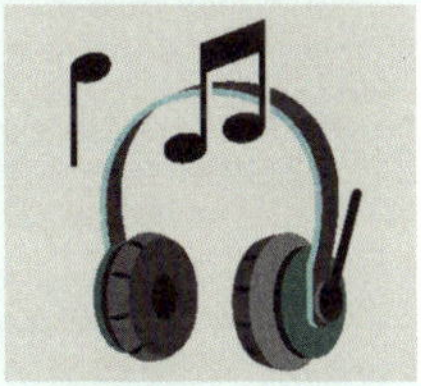

MUSIK EINSCHALTEN

☐

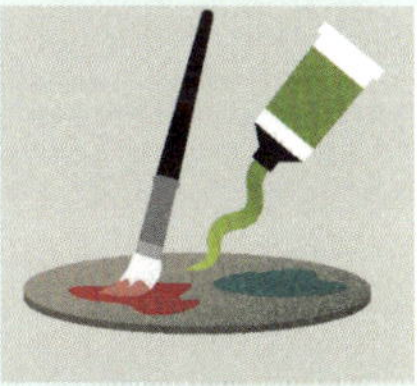

KREATIV WERDEN – ZUM BEISPIEL BEIM MALEN

☐

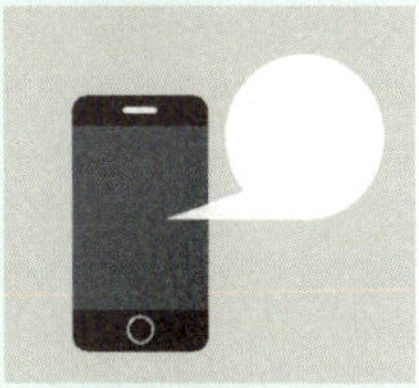

FREUNDE ANRUFEN/ TREFFEN

☐

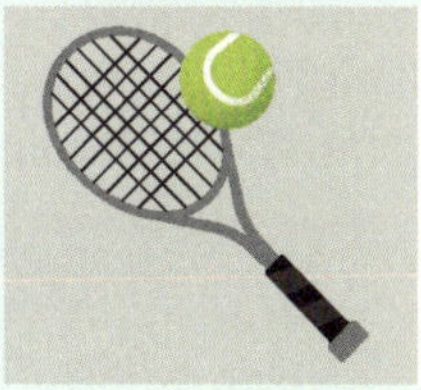

ABREAGIEREN – ZUM BEISPIEL BEIM SPORT

☐

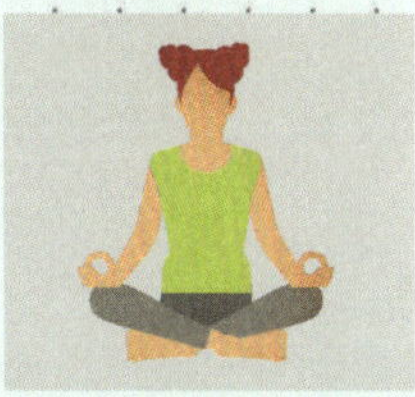

YOGA ODER MEDITATION

☐

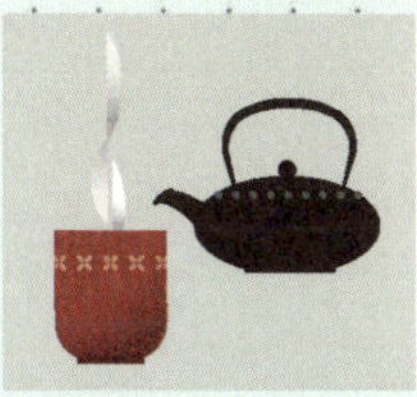

TEE TRINKEN (OHNE ZUCKER!)

☐

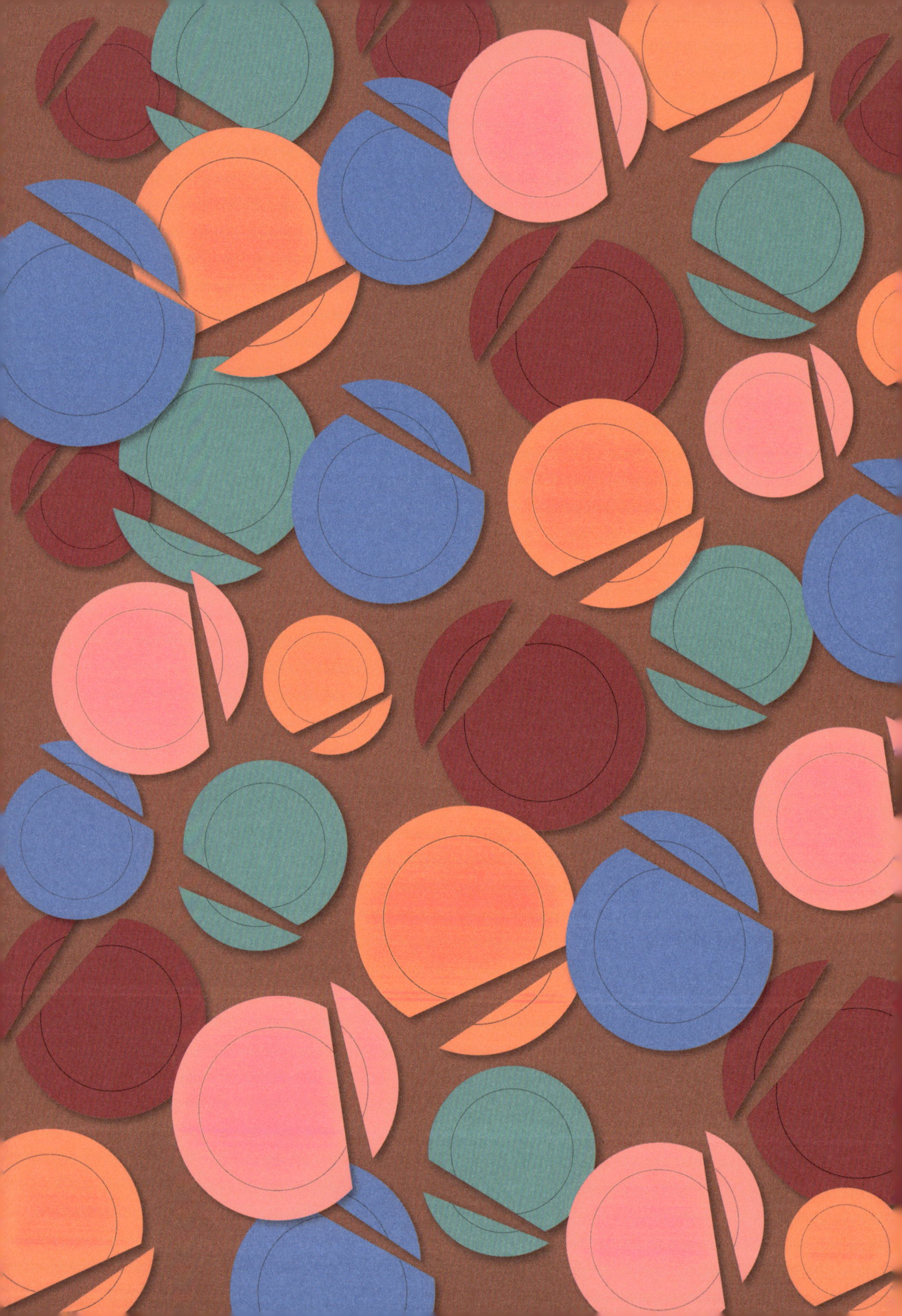

MEINE ERFOLGE

SEIEN SIE STOLZ AUF SICH

Die Entscheidung, sich von (lieb) gewonnenen Routinen zu verabschieden, erfordert Mut. Bereits die ersten kleinen, etablierten Veränderungen in Ihrem Leben sind daher ein Grund zur Freude. Werfen Sie einen Blick auf Ihre Erfolge.

MEIN RESÜMEE

Halten Sie die positiven Auswirkungen Ihrer neuen Gewohnheiten regelmäßig fest – und klopfen Sie sich selbst auf die Schulter.

WÜNSCHE, DIE IN ERFÜLLUNG GEGANGEN SIND:

SO FÜHLE ICH MICH IN MEINEM KÖRPER:

NACH 1 WOCHE:

NACH 1 MONAT:

NACH 1 JAHR:

DIE GRÖSSTE HÜRDE, DIE ICH GEMEISTERT HABE:

DIESE MASSNAHME HATTE DEN GRÖSSTEN EFFEKT:

MASSNAHMEN, DIE ZU MEINER ROUTINE GEWORDEN SIND:

MEIN BAUCHUMFANG:

NACH 1 MONAT:

NACH 6 MONATEN:

NACH 1 JAHR:

MEIN BMI:

NACH 1 MONAT:

NACH 6 MONATEN:

NACH 1 JAHR:

MEIN WUNSCHGEWICHT HABE ICH ERREICHT AM

(SIEHE TABELLE IN DER KLAPPE):

LITERATUREMPFEHLUNGEN

Abnehmen nach dem 20:80-Prinzip
von Dr. Matthias Riedl; GRÄFE UND UNZER VERLAG

Das 20:80-Kochbuch für Berufstätige. Abnehmen nach dem Erfolgsprinzip
von Dr. Matthias Riedl; GRÄFE UND UNZER VERLAG

Dr. Riedls 20:80 Expressküche
von Dr. Matthias Riedl; GRÄFE UND UNZER VERLAG

Vegetarisch abnehmen nach dem 20:80-Prinzip
von Dr. Matthias Riedl; GRÄFE UND UNZER VERLAG

Artgerechte Ernährung. Heilung von Beschwerden, die Ärzte ratlos machen
von Dr. Matthias Riedl; GRÄFE UND UNZER VERLAG

Artgerechte Ernährung – das Kochbuch. Meine Rezepte bei Beschwerden, die Ärzte ratlos machen
von Dr. Matthias Riedl; GRÄFE UND UNZER VERLAG

Diabetes-Kochbuch. Genussvoll den Blutzucker im Griff
von Dr. Matthias Riedl; GRÄFE UND UNZER VERLAG

Expresskochen Diabetes. Schnelle Genussrezepte für jeden Tag
von Dr. Matthias Riedl; GRÄFE UND UNZER VERLAG

Iss dich gesund mit Dr. Riedl. Mein Ernährungswissen und 150 Rezepte für ein gutes, langes Leben
von Dr. Matthias Riedl; GRÄFE UND UNZER VERLAG

ADRESSEN, DIE WEITERHELFEN

Unter **www.myfooddoctor.de** ist seit 2021 eine ernährungsmedizinische App von Dr. Matthias Riedl auf dem Markt erhältlich.

Folgen Sie Dr. Riedl auf Facebook und Instagram:
https://www.facebook.com/edocriedl/
https://www.instagram.com/drmatthiasriedl/

Medicum Hamburg MVZ GmbH
www.medicum-hamburg.de

Unter folgenden Adressen finden Sie seriöse Unterstützung bei der Ernährungsumstellung, orientiert an den neuesten wissenschaftlichen Erkenntnissen:

Berufsverband Oecotrophologie e.V. (VDOE)
www.vdoe.de

Bundesministerium für Ernährung und Landwirtschaft (BMEL)
www.bmel.de

Bundesverband Deutscher Ernährungsmediziner e.V. (BDEM)
www.bdem.de
(Hier erfahren Sie auch alles über die Schwerpunktpraxen für Ernährungsmedizin in Ihrer Nähe.)

Verband der Diätassistenten – Deutscher Bundesverband e.V. (VDD)
www.vdd.de

SACHREGISTER

A

Abendessen 9 f., 12, 19, 40, 44, 100
Abnehmen 8 ff., 40, 44, 48 ff., 54, 86
Achtsamkeit 9, 21, 87
Aktionsplan 10 f., 83 ff.
Alkohol 13, 32, 49, 54

B/C

Ballaststoffe 40, 46 ff.
Bauchumfang 14 f.
Bewegung 9, 96 f.
Blutzucker 50
BMI (Body-Mass-Index) 14 f.
Cortison 13, 102

D/E

Darm 40, 44, 48
Eiweiß 9, 12, 32, 40, 44 f., 47, 58 ff., 92
Entspannung 13 f., 100, 102 f.
Entzündungshemmend 14, 47, 50
Ernährungstagebuch 12, 32 ff.
Esspausen 9 f., 12, 32
Esstypen 12, 18 ff., 32

F

Fette 40, 47, 50 f., 102
Fettverbrennung 13, 46
Frühstück 32, 44, 49, 54

G/H

Getränke 12 f., 32, 49, 54 f.
Gewohnheiten 8 ff., 86 ff., 102, 106 f.
Heißhunger 9, 12, 46, 54, 102
Hormone 9, 12 ff., 44, 49 f., 100, 102

I/K

Insulin 12 f., 44, 48 f.
Kohlenhydrate 9, 32, 40, 48 ff.

M

Mahlzeiten-Rhythmus 9 f., 12, 18, 32, 40, 44, 48 ff., 100
Mangelerscheinungen 54
Medikamente 13
Mittagessen 40, 49
Muskeln 14, 44, 48, 87, 98 ff.

N

Nährstoffe 9, 40, 44, 53
Normalgewicht 14, 44

O/P

Öle 40 f., 50 f.
Omega-3-Fettsäuren 50, 53
Pflanzeneiweiß 47
Proteine 9, 12, 32, 40, 44 f., 47, 58 ff., 92

S

Sättigung 9, 11 f., 40, 44, 46 ff., 54, 87, 102
Schilddrüse 13
Schlaf 13, 100 f.
Snacks 9 f., 32, 49 f.
Sport 96, 103
Stoffwechsel 14, 54, 96, 100
Stress 8, 13, 18, 32, 96, 100, 102 f.

T

Tellerprinzip 9, 40 f., 47
Tiny Habits 8
Trinken 12 f., 32, 49, 54 f.

V

Vegetarier 24, 44, 53 f.
Verdauung 44, 48, 50, 54
Verhalten 8 ff., 18, 54, 96, 100

W

Wechseljahre 13
Wunschgewicht 8, 12, 16, 102

REZEPTREGISTER

A
Auberginen
- Afrikanischer Erdnusstopf 78
- Süßkartoffeln mit Gemüse und Feta 74

Avocado: Vollkornspaghetti mit Avocadocreme 77

B
Beeren-Vanille-Bowl 58
Blumenkohlbratlinge mit Schinken 80
Bohnen
- Gefüllte Paprika mit schwarzen Bohnen 79
- Nussiger Brokkolisalat 67

Brokkoli
- Nussiger Brokkolisalat 67
- Süßkartoffeln mit Gemüse und Feta 74

Buttermilch: Möhren-Buttermilch-Shake 62

C/E
Chia-Samen
- Chia-Leinsamen-Brot 73
- Overnight Oats mit Chia und Apfel 60

Eier
- Blumenkohlbratlinge mit Schinken 80
- Indonesisches Omelett 70
- Italienisches Spiegelei mit Käse 71
- Kohlrabiauflauf mit Mini-Frikadellen 75
- Matjessalat 66

Erbsen: Quinoasalat mit Erbsen und Minze 68
Erdbeeren: Kokos-Skyr mit Obstsalat 59
Erdnüsse
- Afrikanischer Erdnusstopf 78
- Indonesisches Omelett 70
- Protein-Porridge mit Erdnussmus 61

F/H
Fenchelsalat mit Feta 69
Feta
- Fenchelsalat mit Feta 69
- Süßkartoffeln mit Gemüse und Feta 74

Fisch
- Matjessalat 66
- Zander auf Gemüsebett 81

Haferflocken
- Beeren-Vanille-Bowl 58
- Blumenkohlbratlinge mit Schinken 80
- Guten-Morgen-Drink 63
- Möhren-Buttermilch-Shake 62
- Overnight Oats mit Chia und Apfel 60
- Protein-Porridge mit Erdnussmus 61

Hähnchenbrustfilet: Afrikanischer Erdnusstopf 78
Heidelbeeren: Protein-Porridge mit Erdnussmus 61

K/M
Kichererbsensuppe 64
Kohlrabiauflauf mit Mini-Frikadellen 75
Kokos-Skyr mit Obstsalat 59
Matjessalat 66
Möhren-Buttermilch-Shake 62

N/O
Nektarine: Kokos-Skyr mit Obstsalat 59
Nudeln
- Vollkornspaghetti mit Avocadocreme 77
- Zucchini-Bärlauch-Pasta mit Tomaten 76

Overnight Oats mit Chia und Apfel 60

P/Q
Paprika
- Gefüllte Paprika mit schwarzen Bohnen 79
- Quinoasalat mit Erbsen und Minze 68

Protein-Porridge mit Erdnussmus 61
Quinoasalat mit Erbsen und Minze 68

R/S
Rinderhackfleisch: Kohlrabiauflauf mit Mini-Frikadellen 75
Sellerie: Zander auf Gemüsebett 81
Süßkartoffeln
- Kichererbsensuppe 64
- Süßkartoffeln mit Gemüse und Feta 74

T
Tofu
- Gefüllte Paprika mit schwarzen Bohnen 79
- Indonesisches Omelett 70

Tomaten-Kohl-Topf mit roten Linsen 65

V/W/Z
Vollkornspaghetti mit Avocadocreme 77
Weißkohl: Tomaten-Kohl-Topf mit roten Linsen 65
Zander auf Gemüsebett 81
Zucchini-Bärlauch-Pasta mit Tomaten 76

APPETIT AUF MEHR?

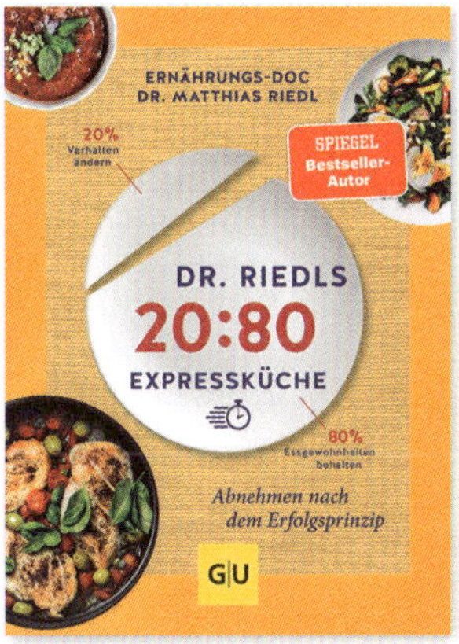

ISBN 978-3-8338-7234-1

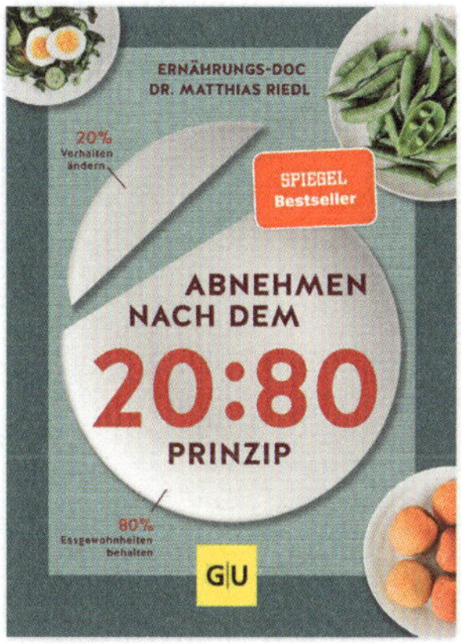

ISBN 978-3-8338-5997-7

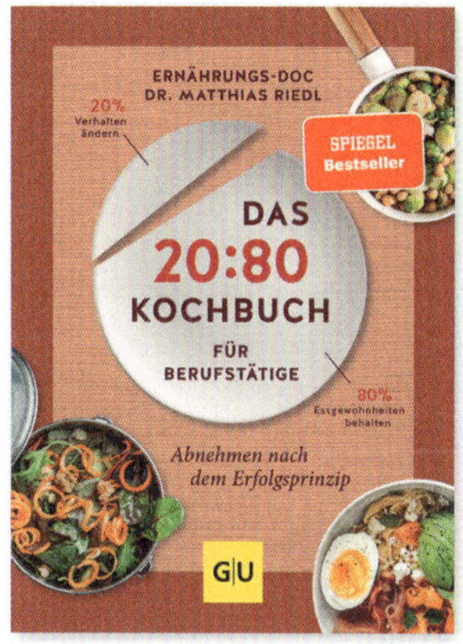

ISBN 978-3-8338-6694-4

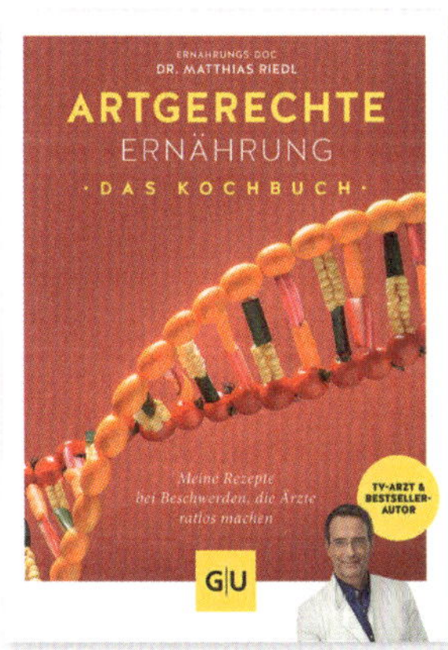

ISBN 978-3-8338-6873-3

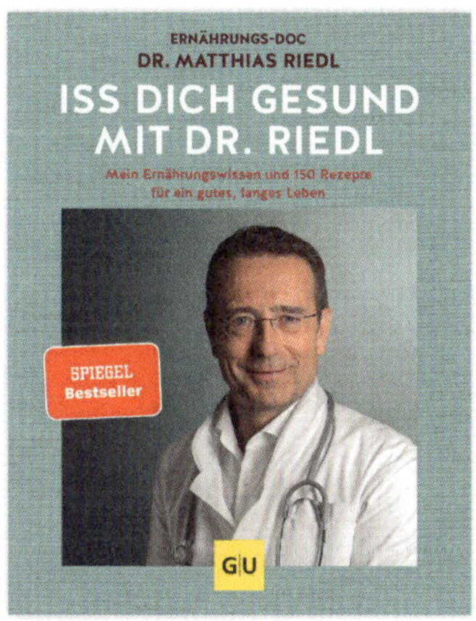

ISBN 978-3-8338-6430-8

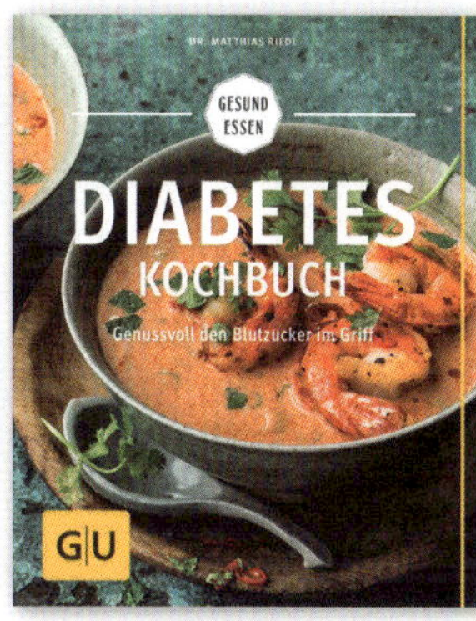

ISBN 978-3-8338-4427-0

Alle hier vorgestellten Bücher sind auch als eBook erhältlich.

G|U

Mehr von GU auf **www.gu.de** und **facebook.com/gu.verlag**

QUALITÄTS G|U GARANTIE

LIEBE LESERINNEN UND LESER,

wir wollen Ihnen mit diesem Buch Informationen und Anregungen geben, um Ihnen das Leben zu erleichtern oder Sie zu inspirieren, Neues auszuprobieren. Wir achten bei der Erstellung unserer Bücher auf Aktualität und stellen höchste Ansprüche an Inhalt und Gestaltung. Alle Anleitungen und Rezepte werden von unseren Autoren, jeweils Experten auf ihren Gebieten, gewissenhaft erstellt und von unseren Redakteur*innen mit größter Sorgfalt ausgewählt und geprüft.

Haben wir Ihre Erwartungen erfüllt? Sind Sie mit diesem Buch und seinen Inhalten zufrieden? Wir freuen uns auf Ihre Rückmeldung. Und wir freuen uns, wenn Sie diesen Titel weiterempfehlen, in Ihrem Freundeskreis oder bei Ihrem Online-Kauf.

Sollten wir Ihre Erwartungen so gar nicht erfüllt haben, tauschen wir Ihnen Ihr Buch jederzeit gegen ein gleichwertiges zum gleichen oder ähnlichen Thema um.

KONTAKT ZUM LESERSERVICE

GRÄFE UND UNZER VERLAG
Grillparzerstraße 12
81675 München
www.gu.de

Impressum

G|U

GU ist eine eingetragene Marke der GRÄFE UND UNZER VERLAG GmbH, www.gu.de

ISBN 978-3-8338-8285-2
1. Auflage 2022

Projektleitung: Elke Sieferer
Lektorat: Kathrin Gritschneder
Mitarbeit am Text: Viola Lex und Anna Cavelius
Korrektorat: Jutta Weikmann
Innenlayout und Umschlag: independent Medien-Design, Horst Moser, München und ki36 Editorial Design, Sabine Krohberger, München
Herstellung: Petra Roth
Satz: Longo AG, Bozen
Reproduktion: Longo AG, Bozen
Druck und Bindung: F+W Druck- und Mediencenter, Kienberg

Umwelthinweis:
Nachhaltigkeit ist uns sehr wichtig. Der Rohstoff Papier ist in der Buchproduktion hierfür von entscheidender Bedeutung. Daher ist dieses Buch auf PEFC-zertifiziertem Papier gedruckt. PEFC garantiert, dass ökologische, soziale und ökonomische Aspekte in der Verarbeitungskette unabhängig überwacht werden und lückenlos nachvollziehbar sind.

Die GU-Homepage finden Sie unter www.gu.de

Bildnachweis:
Andreas Sibler: Autorenfotos Dr. M. Riedl; Ela Strickert: Illustrationen Umschlagklappe, S. 97ff u. 103; Grossmann/Schuerle: Rezeptfotos Cover, Umschlagklappe, S. 3 u. 58-81; Istockphoto: Glas, Teller u. Hintergrund Cover; Shutterstock: Stift Cover, Icons, S. 2, 15, 46f, 52f, 86 u. 92f; studioline, Fotostudio Hamburg Wandsbek QUARREE: Autorenfoto Rezeptautorinnen

Syndication: www.seasons.agency

Die Rezepte in diesem Buch stammen aus bereits erschienenen Bänden zum 20:80-Konzept.

Wichtiger Hinweis
Die Gedanken, Methoden und Anregungen in diesem Buch stellen die Meinung bzw. Erfahrung des Verfassers dar. Sie wurden nach bestem Wissen erstellt und mit größtmöglicher Sorgfalt geprüft, bieten jedoch keinen Ersatz für persönlichen kompetenten medizinischen Rat. Jede*r Leser*in ist für das eigene Tun und Lassen weiterhin selbst verantwortlich. Weder Autor noch Verlag können für eventuelle Nachteile oder Schäden, die aus den im Buch gegebenen praktischen Hinweisen resultieren, eine Haftung übernehmen.

GRÄFE UND UNZER

Ein Unternehmen der
GANSKE VERLAGSGRUPPE